看護師のしごととくらしを
豊かにする
⑥

看護師のための
明治文学

漱石の時代の介抱・看病・看護

編者
米沢 慧

JMP
日本医療企画

はじめに——漱石の時代の介抱、看病に学ぶ

明治時代と聞いて皆さんは何を思い浮かべるでしょうか。江戸時代から一転し、西欧の先進国からさまざまな技術や物品が流入し、政治、産業、学問、文化など、社会のあらゆるものが大きく展開し、近代国家を形成していった時代です。

そんな時代の医療や看護はどう定着したでしょうか。西欧医学による医制が開いたのは明治七年（一八七四年）、コレラをはじめ外来からの感染症（当時は伝染病と呼んだ）が席巻するなか、なかなか見えてきません。

そこで本書は第一部として、明治の文豪、夏目漱石と正岡子規の著作を通して明治という時代の病と看護の様子を引きだそうと考えました。

二人は大政奉還の年の慶応三（一八六七）年生まれです。東京生まれの漱石は当初は煉瓦造りの西洋建築に魅せられ建築家を志し、四国松山出身の子規は当時盛んだった自由民権運動の影響を受け政治家を志していたといいます。開国日本

への熱い思いの二人が出会い、互いに切磋琢磨しながら近代文学に大きな足跡を残すことになるのですが、それを下支えしたのは志とは間逆の病に足場を置いたことからでした。

「柿くへば鐘が鳴るなり法隆寺」の作者である正岡子規も、二十九歳のとき脊椎カリエスと診断されて以来、亡くなる三十五歳まで病との闘いの足場としたのが子規庵の「**病牀六尺**」でした。

秋の蠅追へばまた来る叩けば死ぬ
活きた目をつつきに来るか蠅の声

わずか六尺（約一八〇センチ）ほどの寝床を〝わが世界〟に見立て、それ以上には手足が出せない極限の世界のなかにいた子規は、介抱や看護とはどうあるべきか命綱を求めるように問い詰めています。

一方、子どものころから病とは隣あわせだった漱石も、四十三歳のおり胃潰瘍のために病院に入院した後、療養先の温泉宿で後に「修善寺の大患」と呼ばれる吐血体験を自ら「三十分の死」と捉えなおし、「**則天去私**」（私情を捨て去って天の心にしたがう）の道に舵をきったといわれています。その後も漱石は何度か入院生活をしながら看護婦観察を忘れず、その都度『行人』『それから』などに体験エピソードを盛り込みながら看護婦の〈好意〉を引き出しています。そして、晩年の名作『こころ』『明暗』へ向かいながら自宅で静かに息をひきとったといわれています。四十九歳（胃潰瘍）でした。

漱石が入院していたとき見舞いに来た一人に石川啄木がいます。漱石の「修善寺の大患」の翌明治四十四年、その啄木は東京大学附属病院に施療患者として入院します。病名は腹膜炎。四十日間の入院中に彼が詠んだ歌は、死後に出版された第二歌集『悲しき玩具』に収められていますが、入院患者としての「病室」体験は、医師そして看護婦への好奇心を駆り立てた歌からはじまって入院患者の悲哀が手に取るように伝わってきます。

病院に入院する、そして病室に入るときのおもいはどうなのでしょうか。第二部「病室」の風景はここからはじめることにしました。

重い荷を下ろしたやうな
気持なりき、
この寝台の上に来ていねしとき。

病院に来て、
妻や子をいつくしむ
まことの我にかへりけるかな。

一般には入院は憂鬱で嫌なものですが、啄木はまっさきに「重い荷を下ろしたやうな気持」になるといいます。同時にまた、日ごろは家族への思いなど考えることもないのに、家にいる妻や子どもが急にいとおしく思えてくる、と詠んでいます。こんな患者に当時院内の医師や看護婦はどう応えたでしょうか。

そしてもうひとつ、「病室」は病院・病棟にある室ではなく、病人にとってもっとも安全で安心できる静かな部屋が思い描かれていることも忘れてはいけません。病の物語に向き合い寄りそう姿、介抱・看病・看護の原形は病人にふさわしい「病室」を用意するところから始まるとみるべきかもしれません。

そして、日本人の死生観（生・老・病・死）を象徴する「看取り・見送り」の原風景を付け加えてみました。斎藤茂吉の「死にたまふ母」（『赤光』大正二〈一九一三〉年）五十九首です。

最終章「あとがき」は編者としてのメッセージということになります。漱石の時代が人生五十年の時代だったとしたら二十一世紀のいまは平均寿命から換算すれば人生八十年の時代だといえるのでしょうか。一方で今年（二〇一八年）は明治一五〇年という視点も考えられます。

まずは、本書に採りあげた原文から、〈いのち〉にふれることば探しをしていただけたら。そう願っています。

目次

第1部

明治の文豪が描く病と看護

第1章

精神的介抱と形式的介抱

——正岡子規『病牀六尺』

1 病人の偽らざる心情

正岡子規（一八六七～一九〇二）は、漱石と親友であり、同時代を生き、わずか三十五歳で亡くなっています。俳人・歌人・随筆家として数々の革新を行い、非常に大きな影響を与えてきた人物です。二十五歳で結核になり、療養生活に入り、脊椎カリエスに苦しみながらも、新聞『日本』で連載するなど、精力的に執筆活動を行っていました。さいごの連載をまとめものが『**病牀六尺**』です。

病牀六尺とは「寝床」のことで、病気のため、寝床から出られず、この六尺（約一八〇センチ）の布団の上で考えたことを綴っています。社会のさまざまなものに目を向け、鋭い批評をしています。この寝床で文字通り七転八倒しながら、亡くなる二日前まで書いています。

『病牀六尺』の冒頭は次のように始まっています。

「病床六尺、これが我世界である。しかもこの六尺の病床が余には広過ぎるのである。僅《わず》かに手を延ばして畳に触れる事はあるが、蒲団《ふとん》の外へまで足を延ばして体をくつろぐ事も出来ない。甚《はなは》だしい時は極端の苦痛に苦しめられて五分も一寸も体の動けない事がある。苦痛、煩悶、号泣、麻痺剤《まひざい》、僅かに一条の活路を死路の内に求めて少しの安楽を貪《むさぼ》る果敢《はか》なさ……」

ここでは、結局もう身動きが取れない状態になってくると六尺の布団さえ広いと思えるということをいっているわけです。

〇筆を執つてものを書く事は到底出来得べくもあらず。而して傍に看護の人なく談話の客なからんか。如何にして日を暮すべきか、如何にして日を暮すべきか。

（『病牀六尺』三十八）

病人の孤独を象徴する文章ですが、こうした患者に対してどう関わっていくかということが近代看護の課題を突きつけているようにも思えます。すなわち病気を診るのではなく、病人を看護していくことの大切さを訴えているのです。

2 心からの介抱は何よりも効く

『病牀六尺』の中で自らの病と重ねながら医療・看護の問題を論じた箇所があります（太字編者）。

○病気になつてから既に七年にもなるが、初めのうちはさほど苦しいとも思はなかつた。肉体的に苦痛を感ずる事は病気の勢ひによつて時々起るが、それは苦痛の薄らぐと共に忘れたやうになつてしまふて、何も跡をとどめない。精神的に煩悶《はんもん》して気違ひにでもなりたく思ふやうになつたのは、去年からの事である。さうなるといいよいよ本当の常病人になつて、朝から晩まで誰か傍に居つて看護をせねば暮せぬ事になつた。何も仕事などは出来なくなつて、ただひた苦しみに苦しんで居ると、それから種々な問題が涌《わ》いて来る。死生の問題は大問題ではあるが、それは極《ごく》単純な事であるので、一旦あきらめてしまへば直に解決されてしまふ。それよりも直接に病人の苦楽に関係する問題は家庭の問題である、介抱《かいほう》の問題である。病気が苦しくなつた時、または衰弱のために心細くなつた時などは、看護の如何が病人の苦楽に大関係を及ぼすのである。殊《こと》にただ物淋しく心細きやうの時には、傍の者が上手に看護してくれさへすれば、即ち病人の気を迎へて巧みに慰めてくれさへすれば、病苦などは殆《ほとん》ど忘れてしまふのである。

（『病牀六尺』六十五）

○病気の介抱に精神的と形式的との二様がある。精神的の介抱といふのは看護人が同情を以て病人を介抱する事である。形式的の介抱といふのは病人をうまく取扱ふ事で、例へば薬を飲ませるとか、繃帯《ほうたい》を取替へるとか、背をさするとか、足を按摩《あんま》するとか、着物や蒲団の工合を善く直してやるとか、そのほか浣腸沐浴《かんちょうもくよく》は言ふまでもなく、始終病人の身体の心持よきやうに傍から注意してやる事である。食事の献立《こんだて》塩梅《あんばい》などをうまくして病人を喜ばせるなどはその中にも必要なる一カ条である。この二様の介抱の仕方が同時に得られるならば言分はないが、もしいづれか一つを択ぶといふ事ならばむしろ**精神的同情**のある方を必要とする。うまい飯を喰ふ事は勿論必要であるけれども、その介抱人に同情がなかつた時には甚だ不愉快に感ずる場合が多いであらう。介抱人に同情さへあれば少々物のやり方が悪くても腹の立つものでない。けれども同情的看護人は容易に得られぬ者とすれば勿論形式的の看護人だけでもどれだけ病人を慰めるかわからぬ。世の中に沢山ある処のいはゆる看護婦なるものはこの形式的看護の一部分を行ふものであつて全部を行ふものに至つては甚だ乏しいかと思はれる。勿論一人の病人に一人以上の看護婦がつききりになつて居るときは形式的看護の全部を行ふわけであるが、それもよほど気の利《き》いた者でなくては病人の満足を得る事はむづかしい。

看護婦として病院で修業する事は医師の助手の如きものであつて、此処にいはゆる病気の介抱とは大変に違ふて居る。病人を介抱すると言ふのは畢竟《ひっきょう》病人を慰めるのにほかならんのであるから、教へることも出来ないやうな極めて些末《さまつ》なる事に気が利くやうでなければならぬ。例へば病人に着せてある蒲団が少し顔へかかり過ぎてゐると思へばそれを引き下げてやる。蒲団が重たさうだと思へば軽い蒲団に替へてやるとか、あるいは蒲団に紐《ひも》をつけて上へ釣り上げるとかいふやうなことをする。病人が自分を五月蠅《うるさ》がつて居るやうだと思へば少し次の間へでも行つて隠れて居る。病人が人恋しさうに心細く感じて居るやうだと思へば自分は寸時もその側を離れずに居る。あるいは他の人を呼んで来て静かに愉快に話などをする。あるいは病人の意外に出でて美しき花などを見せて喜ばせる、あるいは病人の意中を測って食ひたさうなといふものを旨くこしらへてやる。箇様《かよう》な風に形式的看護と言ふてもやはり病人の心持を推し量っての上で、これを慰めるやうな手段を取らねばならぬのであるから、看護人は先づ第一に病人の性質とその癖とを知る事が必要である。

けれどもこれは普通の看護婦では出来る者が少いであらう。多くの場合においては母とか妻とか姉とか妹とか一家族に居つて平生から病人の癇癪《かんしゃく》の工合などを善く心得てゐる者の方が、うまく出来るはずである。うまく出来るはずであるけれども、それも実際の場合にはなかなか病人の思ふやうにはならんので、病人は困るのである。一家に病人が出来たといふやうな場合は丁度一国に戦が起つたのと同じやうなもので、平生から病気介抱の修業をさせるといふわけに行かないのであるから、そこはその人の気の利き次第で看護の上手と下手とが分れるのである。

（『病牀六尺』六十九）

「病気が苦しくなつた時、または衰弱のために心細くなつた時などは、看護の如何が病人の苦楽に大関係を及ぼすのである」と、看護のしかたによって病人の苦楽は大きく変わるということを述べています。

そして、「ただ物淋しく心細きやうの時には、傍の者が上手に看護してくれさへすれば、即ち病人の気を迎へて巧みに慰めてくれさへすれば、病苦などは殆《ほとん》ど忘れてしまふのである」と。よい看護は病気の苦しさを忘れさせるほどの力があるのだと言っています。

また、看護（介抱）には形式的と精神的の二種があるとし、どちらかを選べというのならば、精神的な同情のあるほうをとる。同情（共感）さえあれば少々のもののやり方が悪くとも腹が立つものではないと言っています。

現在にも通じる患者の願いでしょう。看護師は医療制度のなかの看護職として、患者に向き合っています。これに対して、子規は、医師の助手のような役割をする看護などどうでもよい、共感してもらうことで痛みなんて消えていくのだ、精神的なケアが大切であると訴えているわけです。

さらに、「看護人は先づ第一に病人の性質とその癖とを知る事が必要」と書いています。ここでは制度としての「看護」を問題にしていたのではありません。子規は、まだ看護職という仕事が定着していない当時、病人の看護（介抱）とはこういうことだとはっきりと記述しているのです。看病してもらう（介抱してもらう）ときに、私はこうしてもらいたい、こうあるべきだろうという思いがあるが、実際は、ほとんどが形式的看護ばかりで、病気に大きく影響を及ぼす精神的看護がおろそかになっている、病人の気持ちをくみ取って接すること、思いやりが大切なのだと訴えています。近代医制のなかの患者を看る看護婦の役割というよりも病人を看病する人、介抱する人であってほしいという願いになっています。

3 仰臥と食事と麻痺剤

子規の作品には『病牀六尺』のほかに死の前年の明治三十四（一九〇一）年九月二日から俳句・水彩画などを交えて赤裸々に語った日録『仰臥漫録』がありま す。「仰臥」とは腹ばいになることも、からだを横にすることもできない、文字通り仰向けのまま、半紙を綴じたものに毛筆で記した日記です。

このように自力では寝返りもできないなか、世の中への野心や失意、失望、ときに絶叫・号泣がそのまま活写されていきますが、日々の暮らしのリズムができるのは出入りする俳人仲間、見舞い客の応対以外は朝・昼・夕の三食と間食、服薬とカリエス患部の繃帯の交換と睡眠と便通と判を押したような毎日です。

そんな日々でも子規の「生きること」への執着はたいへんなものでした。日録から窺いみることができるのは二つ。一つは「食」へのなみなみならぬ意欲です。とにかく大食い、健啖家です。

林檎《りんご》食ふて牡丹の前に死なんかな

りんごを腹いっぱい食べ、そのまま大輪の牡丹の花の前で毒を喰んで死にたいというのです。

「病間や桃食ひながら李《すもも》画く」とありますが、日々を支えたのは、母親の八重であり、三歳下の妹・律でした。

二つ目は、文字通りの「絶叫・号泣」することしかできなかった「痛み」との闘いでした。唯一の麻酔剤モルヒネを頼りに写生に挑み続けた姿がどれほどだったか。子規が息をひきとったとき、八重は子規の遺体に向かって「サア、もう一遍痛いというてお見」と強い調子でいった（河東碧梧桐『子規の回想』一九四四年）とあります。

○七月二十九日。火曜日。曇。

昨夜半碧梧桐去りて後眠られず。百合十句忽《たちま》ち成る。一時過ぎて眠る。朝六時睡覚《さ》む。蚊帳《かや》はづさせ雨戸あけさせて新聞を見る。玉利博士の西洋梨の話待ち兼ねて読む。印度《インド》仙人談完結す。

二時間ほど睡る。

九時頃便通後やや苦しく例に依りて麻痺剤を服す。薬いまだ利かざるに既に心愉快になる。

この時老母に新聞読みてもらふて聞く。振仮名をたよりにつまづきながら他愛もなき講談の筆記抔《など》を読まるるを、我は心を静めて聞きみ聞かずみうとうととなる時は一日中の最も楽しき時なり。

牛乳一合、麺包《パン》すこし。

胡桃《くるみ》と蚕豆《そらまめ》の古きものありとて出しけるを四、五箇づつ並べて菓物帖に写生す。

午飯、卯《う》の花鮓《はなずし》。豆腐滓《かす》に魚肉をすりまぜたるなりとぞ。

また昼寐す。覚めて懐中汁粉《かいちゅうじるこ》を飲む。

午後四時過左千夫《さちお》今日の番にて訪《と》はる。

晩飯、飯三碗、焼物、芋、茄子《なす》、富貴豆《ふきまめ》、三杯酢漬。飯うまく食ふ。

庭前に咲ける射干《ひおうぎ》を根ながら掘りて左千夫の家土産《いえづと》とす。

床の間の掛物亀に水草の画、文鳳と署名しあれど偽筆らし。

座敷の掛額は不折《ふせつ》筆の水彩画、富士五合目の景なり。

銅瓶に射干一もとを挿《はさ》む。

小鉢に富士の焼石を置き三寸ばかりの低き虎杖《いたどり》を二、三本あしらひたるは四絶生の自《みずか》ら造りて贈る所。


（『病牀六尺』八十）

○このごろはモルヒネを飲んでから写生をやるのが何よりの楽しみとなつて居る。けふは相変らずの雨天に頭がもやもやしてたまらん。朝はモルヒネを飲んで蝦夷菊《えぞぎく》を写生した。一つの花は非常な失敗であつたが、次に画いた花はやや成功してうれしかつた。午後になつて頭はいよいよくしやくしやとしてたまらぬやうになり、終《つい》には余りの苦しさに泣き叫ぶほどになつて来た。そこで服薬の時間は少くも八時間を隔てるといふ規定によると、まだ薬を飲む時刻には少し早いのであるが、余り苦しいからとうとう二度目のモルヒネを飲んだのが三時半であつた。それから復《また》写生をしたくなつて忘れ草（萱草《かんぞう》に非ず）といふ花を写生した。この花は曼珠沙華《まんじゅしゃげ》のやうに葉がなしに突然と咲く花で、花の形は百合に似たやうなのが一本に六つばかりかたまつて咲いて居る。それをいきなり画いたところが、大々失敗をやらかして頻《しき》りに紙の破れ尽《つく》すまでもと磨り消したがそれでも追付かぬ。甚だ気合くそがわるくて堪らんので、また石竹《せきちく》を一輪画いた。これも余り善い成績ではなかつた。とかくこんなことして草花帖が段々に画き塞《ふさ》がれて行くのがうれしい。八月四日記。

（『病牀六尺』八十六）

4 ガラス障子の病室――子規庵

子規の上京後の住居は子規庵と呼ばれ、「ホトトギス」派の活動拠点でもありました。

明治三十三（一九〇〇）年の冬、高浜虚子は病気の子規のために病間（六畳）の南側に四枚の「ガラス障子」を贈ります。その頃は雨戸やふすま、障子で仕切られている時代でまだガラス戸は珍しい時代です。

このガラス障子によせて詠んだ子規の短歌はあっという間に十数首生まれています。

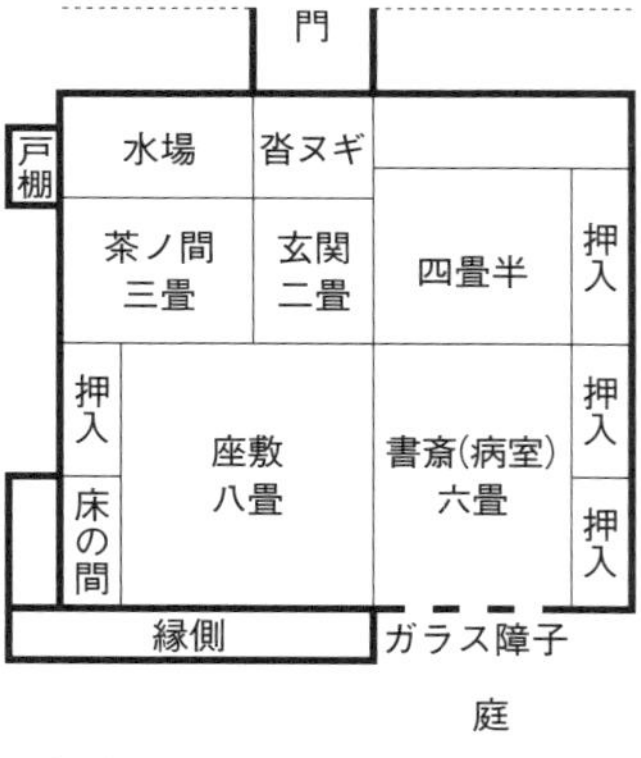

子規庵の間取り

病室から庭を眺め、さまざまな作品を生んだ

※現在の「子規庵」は再築したもの

いたつきの閨《ねや》のガラス戸影透きて小松の枝に雀飛び見ゆ
冬ごもる病のガラス戸の曇りぬぐへば足袋の女子見ゆ
ガラス張りて雲待ち居ればあるあした雪ふりしきて木につもり見ゆ

「いたつきの閨」とは病室のことです。その病室は、「果してあたゝかい。果して見える。見えるも見えるも、庭の松の木も見える」（『新年雑記』）と小さな子どものように書き記し喜んでいます。この病室で身を起こすことなく、『墨汁一滴』で俳句・短歌・写生文・水彩画を画き続けました。絶筆となった糸瓜《へちま》の三句にはこの間の情景が重なっているのです。

糸瓜《へちま》咲て痰のつまりし佛《ほとけ》かな
痰一斗《たんいっと》糸瓜の水も間に合はず
をとゝひのへちまの水も取らざりき

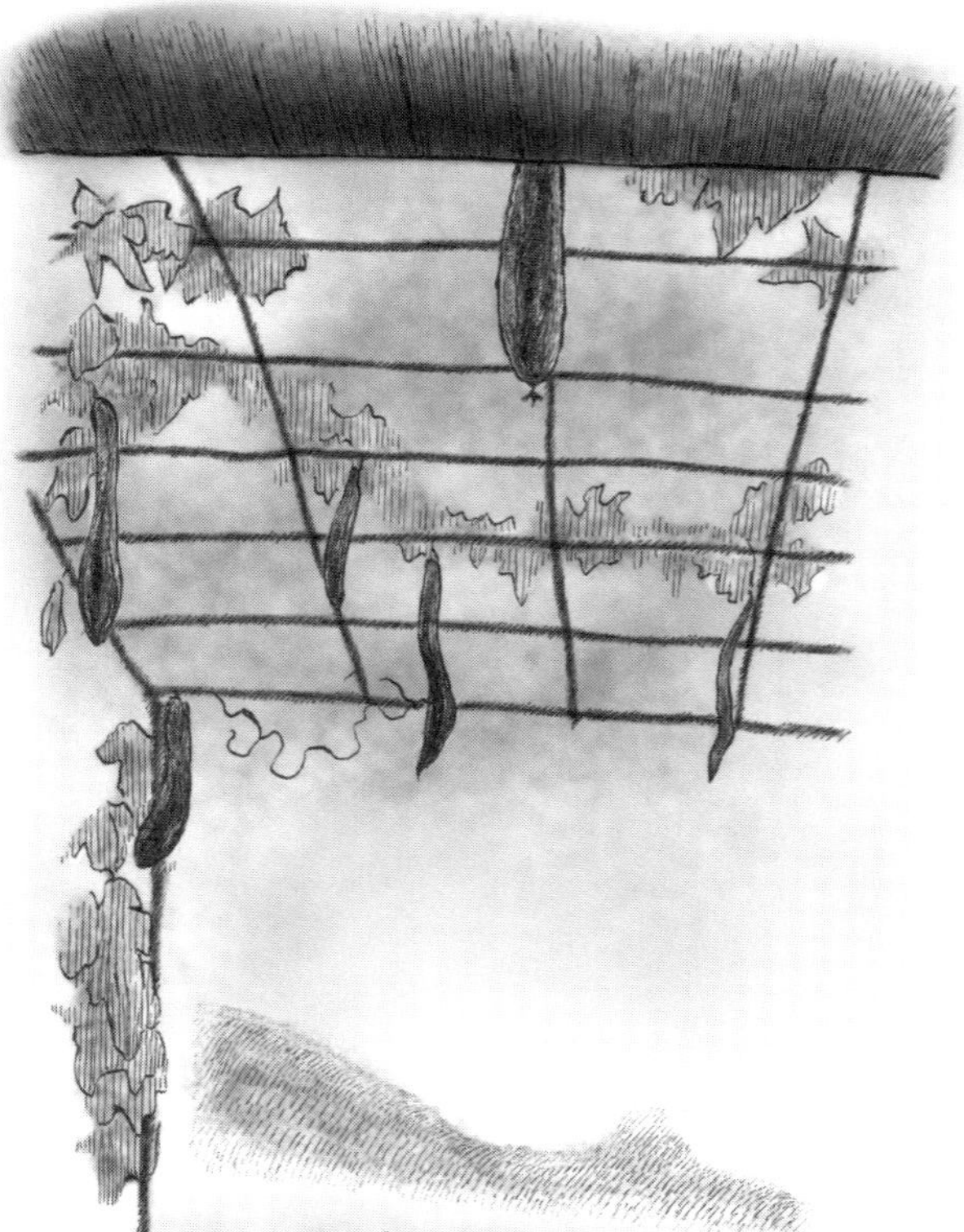

【正岡子規（一八六七～一九〇二）】俳人、歌人。慶応三（一八六七）年、伊予国温泉郡藤原新町（現在の愛媛県松山市）に生まれる。本名は、正岡常規。父・隼太は松山藩士。松山中学を中退し、明治十六（一八八三）年に上京、翌年、大学予備学校に入学、夏目漱石と出会う。明治二十五（一八九二）年、東京帝国大学中退、日本新聞社に入社し、文学活動を始め、俳句の革新運動に力を注ぐ。記者として日清戦争従軍後、喀血し、肺結核になり療養生活を送るなか、『俳諧大要』を著し、俳誌『ホトトギス』創刊に携わる。門下に高浜虚子、河東碧梧桐がいる。明治三十一（一八九八）年、「歌よみに与ふる書」を書いて短歌の革新を目指す。無類の野球好きで野球用語の翻訳などもした。主な作品に『寒山落木』（俳句）、『竹乃里歌』（短歌）、『墨汁一滴』（随筆）、『病牀六尺』（随筆）、『仰臥漫録』（日記）などがある。明治三十五（一九〇二）年三十五歳、永眠。

コラム

子規と漱石の友情

夏目漱石と正岡子規は明治二十二（一八八九）年、第一高等中学校の同級生として出会い、寄席の趣味をとおして親しくなり、その友情は子規が亡くなる明治三十五（一九〇二）年まで終生変わることなく続きました。十三年間に交わされた書簡は、漱石が友人と子規の病床を見舞った日（明治二十二年五月十三日）の帰宅後「只今は大事の時」と入院加療を力説した第一信からおよそ八十九通。一方、子規は「僕ハモーダメニナッテシマッタ」と英国ロンドンに留学中の漱石に送った明治三十四（一九〇一）年十一月六日が五十三通目、最後の手紙となった。

●倫敦《ロンドン》の漱石に宛てた子規最後の手紙

僕ハモーダメニナッテシマッタ、毎日訳モナク号泣シテ居ルヨウナ次第ダ、ソレダカラ新聞雑誌ヘモ少シモ書カヌ。手紙ハ一切廃止。ソレダカラ御無沙汰シテスマヌ。今夜ハフト思イツイテ特別ニ手紙ヲカク。イツカヨコシテクレタ君ノ手紙ハ非常ニ面白カッタ。近来僕ヲ喜バセタ者ノ随一ダ。僕ガ昔カラ西洋ヲ見タガッテ居タノハ君モ知ッテルダロー。ソレガ病人ニナッテシマッタノダカラ残念デタマラナイノダガ、君ノ手紙ヲ見テ西洋ヘ往《いっ》タヨウナ気ニナッテ愉快デタマラヌ。モシ書ケルナラ僕ノ目ノ明イテル内ニ今一便ヨコシテクレヌカ（無理ナ注文ダガ）。

画ハガキモ慥《たしか》ニ受取タ。倫敦《ロンドン》ノ焼芋《やきいも》ノ味ハドンナカ聞キタイ。

（中略）

虚子ハ男子ヲ挙ゲタ。僕ガ年尾《としお》トツケテヤッタ。

錬卿死ニ非風《ひふう》死ニ皆僕ヨリ先ニ死ンデシマッタ。

僕ハトテモ君ニ再会スルコトハ出来ヌト思ウ。万一出来タトシテモソノ時ハ話モ出来ナクナッテルデアロー。実ハ僕ハ生キテイルノガ苦シイノダ。僕ノ日記ニハ「古白曰来《*こはくいわくきたれと》」ノ四字ガ特書シテアル処ガアル。
書キタイコトハ多イガ苦シイカラ許シテクレ玉エ。

明治三十四年十一月六日　燈下ニ書ス。

東京　子規拝

倫敦ニテ

漱石兄

*ピストル自殺した俳人古白

●子規の死を倫敦で知り虚子に宛てた漱石の手紙

啓　子規病状は毎度御恵送の『ほととぎす』にて承知致候処、終焉の模様逐一御報《おしらせ》被下《くだされ》奉謝《しゃしたてまつり》候。小生出発の当時より生きて面会致す事は到底叶ひ申《もうす》間《ま》敷《じく》と存候。これは双方とも同じ様な心持にて別れ候事故《ゆえ》今更驚きは不致、只々気の毒と申より外なく候。但しかかる病苦になやみ候よりも早く往生致す方或は本人の幸福かと存候。倫敦通信の儀は子規存生中慰籍かた〳〵かき送り候筆のすさび、取るに足らぬ冗言と御覧被下《くだされ》たく、その後も何かかき送りたしとは存候ひしかど、御存じの通りの無精ものにて、その上時間がないとか勉強をせねばならぬなどと生意気な事ばかり申し、つい〳〵御無沙汰をして居る中に故人は白玉楼《はくぎょくろう》中の人と化し去り候様の次第、誠に大兄等に対しても申し訳なく、亡友に対しても慚愧《ざんぎ》の至に候。

同人生前の事につき何か書けとの仰せ承知は到し候へども、何をかきてよきや一向わからず、漠然として取り纏めつかぬに閉口到候。

さて小生来五日いよ〳〵倫敦発にて帰国の途に上り候へば、着の上久々にて拝顔、種々御物語可仕《つかまつるべく》万事はその節まで御預りと願ひたく、この手紙は米国を経て小生よりも四、五日さきに到着致す事と在候。子規追悼の句何かと案じ煩ひ候へども、かく筒袖姿にてビステキのみ食ひをり候者には容易に俳想なるもの出現仕らず、昨夜ストーヴの傍にて左の駄句を得申候。得たると申すよりはむしろ無理やりに得さしめたる次第に候へば、ただ申訳のため御笑草として御覧に入候。近頃の如く半ば西洋人にて半日本人にては甚だ妙ちきりんなものに候。

文章などかき候ても日本語でかけば西洋語が無茶苦茶に出て参候。また西洋語にて認《したた》め候へばくるしくなりて日本語にしたくなり、何とも始末におへぬ代物と相成候。日本に帰り候へば随分の高襟《ハイカラ》党に有之べく、胸に花を挿して自転車へ乗りて御目にかける位は何でもなく候。

倫敦にて子規の訃を聞きて

筒袖や秋の柩にしたがはず
手向《たむ》くべき線香もなくて暮の秋
霧黄なる市に動くや影法師
きりぎりすの昔を忍び帰るべし
招かざる薄に帰り来る人ぞ

皆蕪雑、句をなさず。叱正。（明治三十五年十二月一日、倫敦、漱石拝）

第2章

病と看護

――夏目漱石『思い出す事など』

1　修善寺の大患

夏目漱石（一八六七〜一九一六）といえば、『吾輩は猫である』『坊っちゃん』に始まり、晩年の『こころ』『明暗』などの作品がすぐにも浮かびます。ところで、漱石の著作から病と看護を考えるという視点があります。実は漱石は病気をするために生まれてきたというくらい生涯病気に悩み苦しみ続けた人です。

漱石の病が事件となったのは明治四十三（一九一〇）年、四十三歳のとき、漱石が、『門』を脱稿した後です。

六月十八日、長与胃腸病院（東京内幸町〈当時〉）で診察を受け、胃潰瘍治療で入院。

その後、修善寺温泉「菊屋」（静岡県伊豆市）で転地養生することになります。八月六日、菊屋で胃けいれん、嘔吐が続きました。そして、十七日には吐血。翌日、東京から六時間かけて長与胃腸病院の医師三人と看護婦二人がやってきます。

八月二十四日、一度回復し、医師たちは帰るのですが、その後、夜八時、吐血量は八〇〇グラムに及び、重篤な状態に陥ります。再び、医師たちがやってきて、カンフル十五本、食塩水八〇〇グラムの注入を行います。三人の医師の奮闘で危機を脱出します。このときの漱石の大病はのちに「**修善寺の大患**」と呼ばれています。二十五日に看護婦二人も到着します。食事がとれるようになったのは九月二十五日。十月十一日に帰京、再び胃腸病院に直行入院。退院は翌年（明治四十四年）二月二十六日です。

この間の事情は明治四十三(一九一〇)年十月二十九日〜明治四十四(一九一一)年二月二十日まで『思い出す事など』として、全三十二回、その後「病院の春」を追加して東京朝日・大阪朝日新聞に掲載されました。

「夕暮間近く俄《にわ》かに胸苦しいあるものに襲われた余は、そのときさっと迸る血潮を驚ろいて余に寄り添おうとした妻の浴衣にべっとりと吐きかけたそうである。雪鳥君（漱石の門下生）は声を顫《ふる》わしながら、奥さん確《しっ》かりしなくてはいけませんといったそうである。」「その後余は眠りから醒めたといふ自覚さへなかった。余は一度死んだ……」

その「三〇分の死」について記述されている一節を次に掲載します。

◆三〇分の死（人事不省）

眼を開けて見ると、右向になったまま、瀬戸引《せとびき》の金盥《かなだらい》の中に、べっとり血を吐いていた。金盥が枕に近く押付けてあったので、血は鼻の先に鮮かに見えた。その色は今日《こんにち》までのように酸の作用を蒙《こうむ》った不明《ふめい》瞭《りょう》なものではなかった。白い底に大きな動物の肝《きも》のごとくどろりと固まっていたように思う。その時枕元で含嗽《うがい》を上げましょうという森成さんの声が聞えた。

余は黙って含嗽をした。そうして、つい今しがた傍《そば》にいる妻に、少しそっちへ退いてくれと云ったほどの煩悶《はんもん》が忽然《こつぜん》どこかへ消えてなくなった事を自覚した。余は何より先にまあよかったと思った。金盥に吐いたものが鮮血であろうと何であろうと、そんな事はいっこう気にかからなかった。日頃からの苦痛の塊《かたまり》を一度にどさりと打ちやり切ったという落ちつきをもって、枕元の人がざわざわする様子をほとんどよそごとのように見ていた。余は右の胸の上部に大きな針を刺されてそれから多量の食塩水を注射された。その時、食塩を注射されるくらいだから、多少危険な容体《ようだい》に逼《せま》っているのだろうとは思ったが、それもほとんど心配にはならなかった。ただ管《くだ》の先から水が洩《も》れて肩の方へ流れるのが厭《いや》であった。左右の腕にも注射を受けたような気がした。しかしそれは確然《はっきり》覚えていない。

妻《さい》が杉本さんに、これでも元のようになるでしょうかと聞く声が耳に入《い》った。さよう潰瘍《かいよう》ではこれまで随分多量の血を止《と》めた事もありますが……と云う杉本さんの返事が聞えた。すると床の上に釣るした電気灯がぐらぐらと動いた。硝子《ガラス》の中に彎曲《わんきょく》した一本の光が、線香煙花《せんこうはなび》のように疾《と》く閃《きら》めいた。余は生れてからこの時ほど強くまた恐ろしく光力を感じた事がなかった。その咄嗟《とっさ》の刹那《せつな》にすら、稲妻《いなずま》を眸《ひとみ》に焼きつけるとはこれだと思った。時に突然電気灯が消えて気が遠くなった。カンフル、カンフルと云う杉本さんの声が聞えた。杉本さんは余の右の手頸《てくび》をしかと握っていた。カンフルは非常によく利《き》くね、注射し切らない内から、もう反響があると杉本さんがまた森成さんに云った。森成さんはええと答えたばかりで、別にはかばかしい返事はしなかった。それからすぐ電気灯に紙の蔽《おおい》をした。

傍《はた》がひとしきり静かになった。余の左右の手頸は二人の医師に絶えず握られていた。その二人は眼を閉じている余を中に挟《はさ》んで下《しも》のような話をした（その単語はことごとく独逸語《ドイツご》であった）。

「弱い」

「ええ」

「駄目だろう」

「ええ」

「子供に会わしたらどうだろう」

「そう」

今まで落ちついていた余はこの時急に心細くなった。どう考えても余は死にたくなかったからである。またけっして死ぬ必要のないほど、楽な気持でいたからである。医師が余を昏睡《こんすい》の状態にあるものと思い誤って、忌憚《きたん》なき話を続けているうちに、未練《みれん》な余は、瞑目《めいもく》不動の姿勢にありながら、半《なかば》無気味な夢に襲われていた。そのうち自分の生死に関する斯様《かよう》に大胆な批評を、第三者として床の上にじっと聞かせられるのが苦痛になって来た。しまいには多少腹が立った。徳義上もう少しは遠慮してもよさそうなものだと思った。ついに先がそう云う料簡《りょうけん》ならこっちにも考えがあるという気になった。――人間が今死のうとしつつある間際《まぎわ》にも、まだこれほどに機略を弄《ろう》し得るものかと、回復期に向った時、余はしばしば当夜の反抗心を思い出しては微笑《ほほえ》んでいる。――もっとも苦痛が全く取れて、安臥《あんが》の地位を平静に保っていた余には、充分それだけの余裕があったのであろう。

余は今まで閉じていた眼を急に開けた。そうしてできるだけ大きな声と明瞭《めいりょう》な調子で、私《わたし》は子供などに会いたくはありませんと云った。杉本さんは何事をも意に介せぬごとく、そうですかと軽く答えたのみであった。やがて食いかけた食事を済まして来るとか云って室《へや》を出て行った。それからは左右の手を左右に開いて、その一つずつを森成さんと雪鳥君に握られたまま、三人とも無言のうちに天明に達した。

冷やかな脈を護《まも》りぬ夜明方《よあけがた》

（『思い出す事など』十四）

天明とは夜明けのことです。「杉本さん」と「森成さん」、「雪鳥君」は医師です。長与胃腸病院（現在の平山胃腸クリニック）というのは、日本初の胃腸専門病院であり、緒方洪庵（江戸時代の医師、蘭学者）の弟子で幕末から維新にかけて医学改革に貢献した長与専斎の息子、長与称吉が医師をしていました（ちなみに白樺派の作家長与善郎は弟）。

医師同士がドイツ語で話す場面があります。漱石にはわからないだろうと思っているので気にも留めずに生死にかかわる話をするのですが、漱石は留学体験もありドイツ語がわかるので、そんなデリケートな話を本人の前でしていることに腹を立てるわけです。

わが国の医療制度は明治期にドイツの国家医学を導入します。そのときの御雇外国人医師に『ベルツの日記』で知られるエルヴィン・フォン・ベルツがいます。以来カルテ（診療記録）などドイツ語が医療用語になっていきました。ベルツは明治七（一八七四）年日本の医療・保健衛生に関連した免許制度等「医制」誕生に貢献しています。

2 看護という「好意」

漱石は病人の視点を通して、派出看護婦の存在と行為を「好意」という言葉を用いて述べています。医療や看護の仕事に対してこうした形で率直に述べているのは漱石が最初ではないかと考えます。

◆心臓の真ん中に保存したいほどの尊い感情

余は好意の干乾《ひから》びた社会に存在する自分をはなはだぎごちなく感じた。

（中略）

看護婦は五十グラムの粥《かゆ》をコップの中に入れて、それを鯛味噌《たいみそ》と混ぜ合わして、一匙《ひとさじ》ずつ自分の口に運んでくれた。余は雀《すずめ》の子か烏《からす》の子のような心持がした。医師は病の遠ざかるに連れて、ほとんど五日目ぐらいごとに、余のために食事の献立表《こんだてひょう》を作った。ある時は三通りも四通りも作って、それを比較して一番病人に好さそうなものを撰《えら》んで、あとはそれぎり反故《ほご》にした。

医師は職業である。看護婦も職業である。礼も取れば、報酬も受ける。ただで世話をしていない事はもちろんである。彼等をもって、単に金銭を得るが故《ゆえ》に、その義務に忠実なるのみと解釈すれば、まことに器械的で、実《み》も蓋《ふた》もない話である。けれども彼等の義務の中《うち》に、半分の好意を溶《と》き込《こ》んで、それを病人の眼から透《す》かして見たら、彼等の所作《しょさ》がどれほど尊《たっ》とくなるか分らない。病人は彼等のもたらす一点の好意によって、急に生きて来るからである。余は当時そう解釈して独《ひと》りで嬉《うれ》しかった。そう解釈された医師や看護婦も嬉しかろうと思う。

子供と違って大人《たいじん》は、なまじい一つの物を十筋《とすじ》二十筋の文《あや》からできたように見窮《みきわ》める力があるから、生活の基礎となるべき純潔な感情を恣《ほしい》ままに吸収する場合が極《きわ》めて少ない。本当に嬉しかった、本当にありがたかった、本当に尊《たっと》かったと、生涯《しょうがい》に何度思えるか、勘定《かんじょう》すれば幾何《いくばく》もない。たとい純潔でなくても、自分に活力を添えた当時のこの感情を、余はそのまま長く余の心臓の真《ま》ん中《なか》に保存したいと願っている。そうしてこの感情が遠からず単に一片《いっぺん》の記憶と変化してしまいそうなのを切《せつ》に恐れている。――好意の干乾《ひから》びた社会に存在する自分をはなはだぎごちなく感ずるからである。

（『思い出す事など』二十三）

医師や看護婦たちの関わり方を克明に描き、感謝という言葉ではなく、「好意」として忘れないでおく、このようなことは他の場面で出会ったことがない、「心臓の真ん中に保存したいほどの尊い感情」という言い方をしています。ここの「好意」というは、医療の仕事がどれだけ情動労動なのか、その理解・納得のうちにこぼれた言葉であることに注目したいところです。医療行為の問題として重要な視点だと思います。

くりかえしになりますが、病気になったときの医療や看護の関わりを「好意」という表現をしています。生きていく過程のなかで、今はもう「好意」というものはまったく存在しない、そうしたなかで病気になって干からびた社会で忘れていた、それが「好意」だったといっています。「義務さえ素直には尽してくれる人のない世の中に、また自分の義務さえ碌に尽しもしない世の中にあってこんな贅沢をならべるのは過分である」。医療、看護の姿を親愛感をこめて「好意」という言葉で表現しているのです。

もう一つ押さえておきたいところは、治療として食事のことを考えている点です。飢えを病気ととらえ、治療として食べ物をどう与えるか病気の人をいかに元気にするか。ヒポクラテスも実は料理人を医師の原型に見立てていました（『古い医術について』岩波文庫）。当時は、治療としてどのような食事を与えるとよいのかと献立を考えていました。

病気の人をどう回復させるか、食べることができるようにする（食餌《しょくじ》療法）ということも治療なのです。当時は医師の仕事、看護の役割といえば、病気を診る以上に病人を看るというウェートが大きかったのです。

◈派出看護婦の仕事

明治十八（一八八五）年に日本で最初の看護婦を養成する学校ができました。士族の子女が入学していました。帝大病院と関わる看護婦の養成、日本赤十字社の養成など、初期の頃は、非常に優秀な人しか入れない職業でした。収入も初期は資格をとる

表1　初期の看護婦養成所

養成所名	創立年月	修業年限	関連病院
有志共立東京病院看護婦教育所	1885.4 （明治18）	2年	有志共立東京病院
京都看護婦学校	1886.4 （明治19）	2年	同志社病院
桜井女学校付属看護婦養成所	1886.11 （1906閉鎖）	2年	帝大病院
帝国大学医科大学看病法練習科	1888 （明治21）	1年 （後2年）	帝大病院
日本赤十字社看護婦養成所	1890.4 （明治23）	1年半 （後3年半）	日本赤十字社病院

（看護史研究会『看護学生のための日本看護史』医学書院、1989年より作成）

と月四十円。ちなみに小学校の先生の初任給は八円でした。当時としては、高収入の専門職でした。

東京府が全国に先駆けて明治三十三（一九〇〇）年に派出看護婦を対象とした「看護婦規制」を発令し、満二十歳以上、東京府の看護婦試験に合格した者を「看護婦」とすると定め、第一回の合格率は三十七％で、それ以後もきびしいものでした。大正四（一九一五）年には「看護婦規則」が発令され、看護婦の資格と業

表2　派出看護婦の数の推移

年	派出看護婦の数
1926（大正15）	13,051
1950（昭和25）	5,922
1966（昭和41）	5,353
1967（昭和42）	2,115
1968（昭和43）	1,724
1974（昭和49）	819
1979（昭和54）	544
1984（昭和59）	304
1988（昭和63）	167
1994（平成6）	176

（『厚生統計要覧』より作成）

表3　派出看護婦の派遣先家庭における仕事の種類別比較

	仕事の種類	比率（%）
1	病室の掃除・整頓	8.9
2	患者の洗顔	8.5
3	病衣の交換	8.2
4	ベッドの整頓	8.1
5	検温、検脈、その他の測定	7.8
6	患者の身体清拭	7.7
7	患者の衣類の洗濯	7.2
8	排泄物の処置	7.1
9	投薬	6.8
10	患者の毛髪手入れ	6.7
11	カルテの記入	4.9
12	医師の指示による処置	4.6
13	患者のお使い	4.4
14	特別食の調理、調乳	4.2
15	患者の家事	3.8
16	その他	1.1

（1951年、婦人少年局調べ『派出看護婦の実情』より作成）

表4　派出看護婦と保健婦の主なできごと

年	できごと
1885（明治18）	有志共立東京病院看護婦教育所（後の慈恵看護専門学校）発足
1886（明治19）	京都看護婦学校発足、桜井女学校付属看護婦養成所発足
1888（明治21）	専門教育を受けた看護婦誕生
1891（明治24）	鈴木まさ、本郷に「慈善看護婦会」設立。最初の看護婦会
1892（明治25）	同志社病院で巡回看護を始める。
1899（明治32）	大関和『看護婦派出心得』著す。
1900（明治33）	東京府「看護婦規則」発令、第1回看護婦試験実施
1904（明治37）	聖路加病院で看護婦養成を始める。
1915（大正4）	「看護婦規制」制定
1923（大正12）	東京市内に3カ所児童相談所を設け、1名ずつ巡回訪問看護婦を配置するが、震災で頓挫。恩賜財団済生会が罹災者の訪問看護を始める。
1927（昭和2）	聖路加病院で「乳幼児健康相談所」を開設、訪問看護を行う。
1928（昭和3）	「社会看護婦養成規則」公付、日赤が社会看護婦養成所を創設
1930（昭和5）	保良せき、大阪に「公衆衛生訪問看護婦協会」設立
1938（昭和13）	厚生省設置
1940（昭和15）	厚生省、保健婦の養成始める。
1941（昭和16）	「保健婦規則」制定。日本保健婦協会設立
1946（昭和21）	日本産婆看護婦保健協会設立
1948（昭和23）	「保健婦看護婦助産婦法」公布
1950（昭和25）	第一回看護婦国家試験行われる。
1952（昭和27）	第一回助産婦保健婦国家試験行われる。
1992（平成4）	老人訪問看護制発足
1994（平成6）	老人医療対象外の住宅難病患者、障害者などを対象とした訪問看護制度発足
2000（平成12）	介護保険法施行。名称は「看護婦」から「看護師」に改称

務内容は全国的に統一されました（表1～表3を含む『家で病気を治した時代』小泉和子編著、農文協）。そうした派遣の看護婦は、医療機関や患者と個別契約のできる非常に能力の高いプロの看護婦であったと考えてよいでしょう。大正末には派出看護婦の数は一万三千人でした（亀山美知子『近代日本看護史　Ⅰ――日本赤十字社と看護婦――』ドメス出版）。

派出看護婦の仕事には「病室の掃除・整頓」がありました。病室とは、病人の寝ている部屋ということで患者宅の部屋のことになります。そのほか、病人の洗顔、病衣の交換、ベッドの整頓、検温、検脈、その他の測定、病人の身体清掃……といったことで、今日のような医療専門職としての看護婦ではなかったのです。

つまり、「看護師」ではなく「看病人」です。病人――患者の身のまわりの一斉を看る「看病人」という派出看護婦の仕事の系譜として展開していきます。これまで「看病」は家族が担ってきたものです。ちなみに、正岡子規への献身的な看病人は、母・八重と妹・律でした。そこに派出看護婦が加わっていったということです。その看護婦の業務にふれては、飯田のぶ子『看護日誌』（九十九頁）を参照してください。

3 「痛み」を突き詰めていく

修善寺の大患で「一度死んだ」。そうして死んだ事実を、平生《へいぜい》からの想像通りに経験したと漱石は記した後で「ただ驚かされたのは身体の痛み」だったというのです。

◆漱石の描く「痛み」の世界

余は生れてより以来この時ほど吾骨の硬さを自覚した事がない。その朝眼が覚《さ》めた時の第一の記憶は、実にわが全身に満ち渡る骨の痛みの声であった。そうしてその痛みが、宵《よい》に、酒を被《こうぶ》った勢《いきおい》で、多数を相手に劇《はげ》しい喧嘩《けんか》を挑《いど》んだ末、さんざんに打ち据《す》えられて、手も足も利《き》かなくなった時のごとくに吾を鈍《にぶ》く叩《たた》きこなしていた。砧《きぬた》に擣《う》たれた布は、こうもあろうかとまで考えた。それほど正体なくきめつけられ了《おわ》った状態を適当に形容するには、ぶちのめすと云う下等社会で用いる言葉が、ただ一つあるばかりである。少しでも身体を動かそうとすると、関節《ふしぶし》がみしみしと鳴った。

昨日《きのう》まで狭い布団《ふとん》に劃《かく》された余の天地は、急にまた狭くなった。その布団のうちの一部分よりほかに出る能力を失った今の余には、昨日《きのう》まで狭く感ぜられた布団がさらに大きく見えた。余の世界と接触する点は、ここに至ってただ肩と背中と細長く伸べた足の裏側に過ぎなくなった。――頭は無論枕に着いていた。

これほどに切りつめられた世界に住む事すら、昨夕《ゆうべ》は許されそうに見えなかったのにと、傍《はた》のものは心の中《うち》で余のために観じてくれたろう。何事も弁《わきま》えぬ余にさえそれが憐《あわ》れであった。ただ身の布団に触れる所のみがわが世界であるだけに、そうしてその触れる所が少しも変らないために、我と世界との関係は、非常に単純であった。全くスタチック(静《せい》)であった。したがって安全であった。綿《わた》を敷いた棺《かん》の中に長く寝て、われ棺を出でず、人棺を襲《おそ》わざる亡者《もうじゃ》の気分は――もし亡者に気分が有り得るならば、――この時の余のそれと余りかけ隔《へだ》ってはいなかったろう。

しばらくすると、頭が麻痺《しび》れ始めた。腰の骨が骨だけになって板の上に載《の》せられているような気がした。足が重くなった。かくして社会的の危険から安全に保証された余一人《いちにん》の狭い天地にもまた相応の苦しみができた。そうしてその苦痛を逃《のが》れるべく余は一寸《いっすん》のほかにさえ出る能力を持たなかった。枕元にどんな人がどうして坐《すわ》っているか、まるで気がつかなかった。余を看護するために、余の視線の届かぬ傍《かたわ》らを占めた人々の姿は、余に取って神のそれと一般であった。

余はこの安らかながら痛み多き小世界にじっと仰向《あおむけ》に寝たまま、身の及ばざるところに時々眼を走らした。そうして天井《てんじょう》から釣った長い氷嚢《ひょうのう》の糸をしばしば見つめた。その糸は冷たい袋と共に、胃の上でぴくりぴくりと鋭どい脈を打っていた。

朝寒《あささむ》や生きたる骨を動かさず

（『思い出す事など』十八）

痛みの中身というものを突き詰めて考え、骨が痛み、板の上にのせられたようなそんな痛みがあるといいます。いのちのありかを骨を介して表現しています。正岡子規のいわゆる七転八倒の「痛み」と対極の痛みです。

4 大きくなる看護婦の存在

「正月を病院でした経験は生涯《しょうがい》にたった一遍《いっぺん》しかない」、漱石が長与胃腸病院をまもなく退院して自宅へ帰るころのことです。ここですべてを語っています。看護婦の名前を出して登場させています。

漱石は看護婦を人として見つめていたといいますか、いつも看護婦の名前を訊き、書くことの了解を得ていたようで、職業として看護婦の役割などもきちんと描いています。

◆あだ名をつけるほど親しい間柄に

…（中略）…

いよいよ大晦日《おおみそか》が来た時、余は小《ち》さい松を二本買って、それを自分の病室の入口に立てようかと思った。しかし松を支えるために釘《くぎ》を打ち込んで美くしい柱に創《きず》をつけるのも悪いと思ってやめにした。看護婦が表へ出て梅でも買って参りましょうと云うから買って貰う事にした。

この看護婦は修善寺《しゅぜんじ》以来余が病院を出るまで半年《はんねん》の間始終《しじゅう》余の傍《そば》に附き切りに附いていた女である。余はことさらに彼の本名を呼んで町《まち》井石子嬢《いいしこじょう》町井石子嬢と云っていた。時々は間違えて苗字《みょうじ》と名前を顛倒《てんどう》して、石井町子嬢とも呼んだ。すると看護婦は首を傾《かし》げながらそう改めた方が好いようでございますねと云った。しまいには遠慮がなくなって、とうとう鼬《いたち》と云う渾名《あだな》をつけてやった。ある時何かのついでに、時に御前の顔は何かに似ているよと云ったら、どうせ碌《ろく》なものに似ているのじゃございますまいと答えたので、およそ人間として何かに似ている以上は、まず動物にきまっている。ほかに似ようたって容易に似られる訳のものじゃないと言って聞かせると、そりゃ植物に似ちゃ大変ですと絶叫《ぜっきょう》して以来、とうとう鼬ときまってしまったのである。

鼬の町井さんはやがて紅白の梅を二枝提《さ》げて帰って来た。白い方を蔵沢《ぞうたく》の竹の画《え》の前に挿《さ》して、紅《あか》い方は太い竹筒《たけづつ》の中に投げ込んだなり、袋戸《ふくろど》の上に置いた。この間人から貰った支那水仙もくるくると曲って延びた葉の間から、白い香《か》をしきりに放った。町井さんは、もうだいぶん病気がよくおなりだから、明日《あした》はきっと御雑煮《おぞうに》が祝えるに違ないと云って余を慰めた。

除夜《じょや》の夢は例年の通り枕の上に落ちた。こう云う大患に罹《かか》ったあげく、病院の人となって幾つの月を重ねた末、雑煮までここで祝うのかと考えると、頭の中にはアイロニーと云う羅馬字《ローマじ》が明らかに綴《つづ》られて見える。それにもかかわらず、感に堪《た》えぬ趣《おもむき》は少しも胸を刺さずに、四十四年の春は自《おの》ずから南向の縁から明け放れた。そうして町井さんの予言の通り形《かた》ばかりとは云いながら、小《ち》さい一切《ひときれ》の餅《もち》が元日らしく病人の眸《ひとみ》に映じた。

（『思い出す事など』三十三）

◆付き添い看護婦

修善寺の大患以来、漱石にとっての看護婦の存在はとても大きいようです。この後、小康を保って関西旅行に出かけますが、また胃潰瘍で湯川胃腸病院（大阪）に入院します。このときの体験が作品『行人』の中で採用されています。登場するのは地方出身者の付き添い看護婦です。病人と見舞客（自分）のやりとり、その後の「回診する院長」は興味深い院内光景です。

三沢の氷嚢《ひょうのう》は依然としてその日も胃の上にあった。

「まだ氷で冷やしているのか」

自分は聊《いささ》か案外な顔をしてこう聞いた。三沢にはそれが友達甲斐《がい》もなく響いたのだろう。

「鼻風邪《はなかぜ》じゃあるまいし」といった。

自分は看護婦の方を向いて、「昨夕《ゆうべ》は御苦労さま」と一口《ひとくち》礼を述べた。看護婦は色の蒼《あお》い膨《ふく》れた女であった。顔付《つき》が絵にかいた座頭《ざとう》に好く似ているせいか、普通彼らの着る白い着物が些《ちっ》とも似合わなかった。岡山のもので、小さい時膿毒性《のうどくしょう》とかで右の眼を悪くしたんだと、こっちで尋ねもしない事を話した。なるほどこの女の一方の眼には白い雲が一杯に掛《かか》っていた。

「看護婦さん、こんな病人に優しくして遣ると何をいい出すか分らないから、好加減《いいかげん》にして置くがいいよ」

自分は面白半分わざと軽薄な露骨をいって、看護婦を苦笑させた。

すると三沢が突然「おい氷だ」と氷嚢を持ち上《あげ》た。

廊下の先で氷を割る音がした時、三沢はまた「おい」といって自分を呼んだ。

「君には解るまいが、この病気を押していると、きっと潰瘍《かいよう》になるんだ。それが危険だから僕はこう凝《じっ》として氷嚢を載《の》せているんだ。此処《ここ》へ入院したのも、医者が勧《すす》めたのでも、宿で周旋してもらったのでもない。ただ僕自身が必要と認めて自分で入ったのだ。酔興《すいきょう》じゃないんだ」

自分は三沢の医学上の智識《ちしき》について、それほど信を置き得なかった。けれどもこう真面目《まじめ》に出られて見ると、もう交《ま》ぜ返す勇気もなかった。その上彼のいわゆる潰瘍とはどんなものか全く知らなかった。

自分は起《た》って窓側《まどぎわ》へ行った。そうして強い光に反射して、乾いた土の色を見せている暗《くら》がり峠《とうげ》を望んだ。ふと奈良へでも遊びに行って来《き》ようかという気になった。

「君その様子じゃ当分約束を履行《りこう》する訳にも行かないだろう」

「履行しようと思って、これほどの養生をしているのさ」

三沢はなかなか強情《ごうじょう》の男であった。彼の強情に付き合えば、彼の健康が旅行に堪え得るまで自分はこの暑い都の中で蒸《む》されていなければならなかった。

「だって君の氷嚢はなかなか取れそうにないじゃないか」

「だから早く癒《なお》るさ」

自分は彼とこういう談話を取り換《か》わせているうちに、彼の強情のみならず、彼の我儘《わがまま》な点を能《よ》く見て取った。同時に一日も早く病人を見捨てて行こうとする自分の我儘もまた能く自分の眼に映った。

「君大阪へ着いたときはたくさん伴侶《つれ》があったそうじゃないか」

「うん、あの連中と飲んだのが悪かった」

彼の挙げた姓名のうちには、自分の知っているものも二、三あった。三沢は彼らと名古屋から一所の汽車に乗ったのだが、いずれも馬関《ばかん》とか門司《もじ》とか福岡とかまで行く人であるにかかわらず久しぶりだからというので、皆《みん》な大阪で降りて三沢と共に飯を食ったのだそうである。

自分はともかくももう二、三日いて病人の経過を見た上、どうとかしようと分別《ふんべつ》した。

（『行人』友達　十五）

◆回診する院長

その間《あいだ》自分は三沢の附添《つきそい》のように、昼も晩も大抵は病院で暮した。孤独な彼は実際毎日自分を待受けているらしかった。それでいて顔を合わすと、けっして礼などは云わなかった。わざわざ草花を買って持って行って遣《や》っても、憤《むつ》と膨《ふく》れている事さえあった。自分は枕元で書物を読んだり、看護婦を相手にしたり、時間が来ると病人に薬を呑《の》ませたりした。朝日が強く差し込む室《へや》なので、看護婦を相手に、寝床《ねどこ》を影の方へ移す手伝もさせられた。

自分はこうしているうちに、毎日午前中に回診する院長を知るようになった。院長は大概黒のモーニングを着て医員と看護婦を一人ずつ随《したが》えていた。色の浅黒い鼻筋の通った立派な男で、言葉遣《ことばづか》いや態度にも容貌《ようぼう》の示すごとく品格があった。三沢は院長に会うと、医学上の知識をまるで有《も》っていない自分たちと同じような質問をしていた。「まだ容易に旅行などは出来ないでしょうか」「潰瘍《かいよう》になると危険でしょうか」「こうやって思い切って入院した方《ほう》が、今考えて見るとやっぱり得策だったんでしょうか」などと聞くたびに院長は「ええまあそうです」ぐらいな単簡《たんかん》な返答をした。自分は平生《へいぜい》解らない術語を使って、他《ひと》を馬鹿にする彼が、院長の前でこう小さくなるのを滑稽《こっけい》に思った。

彼の病気は軽いような重いような変なものであった。宅《うち》へ知らせる事は当人が絶対に不承知であった。院長に聞いて見ると、嘔気《はきけ》が来なければ心配するほどの事もあるまいが、それにしてももう少しは食慾《しょくよく》が出るはずだといって、不思議そうに考え込んでいた。自分は去就《きょしゅう》に迷った。

自分が始めて彼の膳《ぜん》を見たときその上には、生豆腐《なまどうふ》と海苔《のり》と鰹節《かつぶし》の肉汁《ソップ》が載《の》っていた。彼はこれより以上箸《はし》を着ける事を許されなかったのである。自分はこれでは前途遼遠《ぜんとりょうえん》だと思った。同時にその膳に向って薄い粥《かゆ》を啜《すす》る彼の姿が変に痛ましく見えた。……（後略）

（『行人』友達　十六）

最後に漱石が病室で体験した出来事を『変な音』という作品で描いています。ここに全文を掲載します。

『変な音』

夏目漱石

上

うとうとしたと思ううちに眼が覚《さ》めた。すると、隣の室《へや》で妙な音がする。始めは何の音ともまたどこから来るとも判然《はっきり》した見当《けんとう》がつかなかったが、聞いているうちに、だんだん耳の中へ纏《まと》まった観念ができてきた。何でも山葵《わさび》おろしで大根《だいこ》かなにかをごそごそ擦《す》っているに違ない。自分は確《たしか》にそうだと思った。それにしても今頃何の必要があって、隣りの室で大根おろしを拵《こしら》えているのだか想像がつかない。

いひ忘れたが此處は病院である。賄《まかなひ》は遙か半町も離れた二階下の臺所に行かなければ一人もゐない。病室では炊事《すゐじ》割烹《かつぱう》は無論菓子さへ禁じられてゐる。況《ま》して時ならぬ今時分何しに大根卸《だいこおろし》を拵《こしら》えやう。是は屹度《きつと》別の音が大根卸《だいこおろし》の樣に自分に聞えるのに極つてゐると、すぐ心の裡《うち》で覺つたやうなものゝ、偖《さて》それなら果して何處から何うして出るのだらうと考へると矢《や》ッ張《ぱり》分らない。

自分は分らないなりにして、もう少し意味のある事に自分の頭を使はうと試みた。けれども一度耳に付いた此不可思議な音は、それが續いて自分の鼓膜に訴へる限り、妙に神經に祟《たゝ》つて、何うしても忘れる譯に行かなかつた。あたりは森《しん》として靜かである。此棟《このむね》に不自由な身を託した患者は申し合せた樣に默つてゐる。寐てゐるのか、考へてゐるのか話をするものは一人もない。廊下を歩く看護婦の上草履《うはざうり》の音さへ聞えない。その中に此ごしごしと物を擦り減らす様な異《い》な響丈《だけ》が氣になつた。

自分の室《へや》はもと特等として二間《ふたま》つゞきに作られたのを病院の都合で一つ宛《づゝ》に分けたものだから、火鉢などの置いてある副室の方は、普通の壁が隣の境になつてゐるが、寝床の敷いてある六疊の方になると、東側に六尺の袋戸棚《ふくろとだな》があつて、其傍《そのわき》が芭蕉布《ばせうふ》の襖《ふすま》ですぐ隣へ往來《ゆきかよひ》が出來るやうになつてゐる。此一枚の仕切をがらりと開けさへすれば、隣室で何を爲《し》てゐるかは容易《たやす》く分るけれども、他人に對して夫程《それほど》の無禮を敢てする程大事な音でないのは無論である。折から暑さに向ふ時節であつたから縁側は常に明け放した儘であつた。縁側は固《もと》より棟一杯細長く續いてゐる。けれども患者が縁端《えんばた》へ出て互を見透《みとほ》す不都合を避けるため、わざと二部屋毎に開き戸を設けて御互の關とした。夫《それ》は板の上へ細い棧《さん》を十文字に渡した洒落《しやれ》たもので、小使が毎朝拭掃除をするときには、下から鍵を持つて來て、一々此戸を開けて行くのが例になつてゐた。自分は立つて敷居の上に立つた。かの音は此妻戸《つまど》の後《うしろ》から出る様である。戸の下は二寸程空《す》いてゐたが其處には何も見えなかつた。

此音は其後《そのご》もよく繰返された。ある時は五六分續いて自分の聽神經を刺激する事もあつたし、又ある時は其半《そのなかば》にも至らないでぱたりと已《や》んで仕舞ふ折もあつた。けれども其何であるかは、つひに知る機會なく過ぎた。病人は靜かな男であつたが、折々夜半《よなか》に看護婦を小さい聲で起してゐた。看護婦が又殊勝《しゆしよう》な女で小さい聲で一度か二度呼ばれると快よい優しい「はい」と云ふ受け答へをして、すぐ起きた。さうして患者の爲に何かしてゐる様子であつた。

ある日回診の番が隣へ廻つてきたとき、何時《いつ》もよりは大分《だいぶ》手間が掛ると思つてゐると、やがて低い話し聲が聞え出した。それが二三人で持ち合つて中々捗取《はかど》らないやうな濕《しめ》り氣《け》を帶びてゐた。

やがて醫者の聲で、どうせ、さう急には御癒りにはなりますまいからと云つた言葉丈《だけ》が判然《はつきり》聞えた。夫《それ》から二三日して、かの患者の室《へや》にこそ〳〵出入《ではい》りする人の氣色《けしき》がしたが、孰《いづ》れも己《おの》れの活動する立居《たちゐ》を病人に遠慮する樣に、ひそやかに振舞つてゐたと思つたら、病人自身も影の如く何時《いつ》の間《ま》にか何處かへ行つて仕舞つた。さうして其後《そのあと》へはすぐ翌《あく》る日《ひ》から新しい患者が入《はい》つて、入口の柱に白く名前を書いた黒塗の札が懸易《かけか》へられた。例のごしごし云ふ妙な音はとうとう見極はめる事が出來ないうちに病人は退院して仕舞つたのである。其うち自分も退院した。さうして、彼《か》の音に對する好奇の念は夫《それ》ぎり消えて仕舞つた。

下

三ヶ月許《ばかり》して自分は又同じ病院に入《はい》つた。室《へや》は前のと番號が一つ違ふ丈《だけ》で、つまり其西隣であつた。壁一重《ひとへ》隔てた昔の住居《すまひ》には誰が居るのだらうと思つて注意して見ると、終日かたりと云ふ音もしない。空《あ》いてゐたのである。もう一つ先が即ち例の異様の音の出た所であるが、此處には今誰がゐるのだか分らなかつた。自分は其後《そののち》受けた身體の變化のあまり劇《はげ》しいのと、其劇しさが頭に映つて、此間からの過去の影に與へられた動搖が、絶えず現在に向つて波紋を傳へるのとで、山葵卸《わさびおろし》の事などは頓《とん》と思ひ出す暇もなかつた。夫《それ》よりは寧ろ自分に近い運命を持つた在院の患者の經過の方が氣に掛つた。看護婦に一等の病人は何人ゐるのかと聞くと、三人丈《だけ》だと答へた。重いのかと聞くと重さうですと云ふ。夫《それ》から一日二日して自分は其三人の病症を看護婦から確めた。一人は食道癌《しよくだうがん》であつた。一人は胃癌《ゐがん》であつた、殘る一人は胃潰瘍《ゐくわいやう》であつた。みんな長くは持たない人許《ばかり》ださうですと看護婦は彼等の運命を一纏《ひとまと》めに豫言した。

自分は縁側に置いたベゴニアの小さな花を見暮らした。實は菊を買ふ筈の所を、植木屋が十六貫※だと云ふので、五貫に負けろと値切つても相談にならなかつたので、歸りに、ぢや六貫やるから負けろと云つても矢つ張り負けなかつた、今年は水で菊が高いのだと説明した、ベゴニアを持つて來た人の話を思ひ出して、賑やかな通りの縁日の夜景を頭の中に描きなどして見た。

やがて食道癌《しよくだうがん》の男が退院した。胃癌《ゐがん》の人は死ぬのは諦めさへすれば何でもないと云つて美しく死んだ。潰瘍《くわいやう》の人は段々惡くなつた。夜半《よなか》に眼を覺すと、時々東のはづれで、附添《つきそひ》のものが氷を摧《くだ》く音がした。其の音が已《や》むと同時に病人は死んだ。自分は日記に書き込んだ。――「三人のうち二人死んで自分丈《だ》け殘つたから、死んだ人に對して殘つてゐるのが氣の毒の様な氣がする。あの病人は嘔氣《はきけ》があつて、向ふの端から此方《こつち》の果迄《はてまで》響くやうな聲を出して始終げえげえ吐いてゐたが、此二三日夫《それ》がぴたりと聞こえなくなつたので、大分《だいぶ》落ち付いてまあ結構だと思つたら、實は疲勞の極《きよく》聲を出す元氣を失つたのだと知れた。」

其後《そののち》患者は入れ代り立ち代り出たり入《はい》つたりした。自分の病氣は日を積むに從つて次第に快方に向つた。仕舞には上草履《うはざうり》を穿《は》いて廣い廊下をあちこち散歩し始めた。其時不圖《ふと》した事から、偶然ある附添の看護婦と口を利く樣になつた。暖かい日の午過《ひるすぎ》食後の運動がてら水仙の水を易へてやらうと思つて洗面所へ出て、水道の栓《せん》を捩《ねち》つてゐると、其看護婦が受持の室《へや》の茶器を洗ひに來て、例の通り挨拶をしながら、しばらく自分の手にした朱泥《しゆでい》の鉢《はち》と、其中に盛り上げられた樣に膨《ふく》れて見える珠根《たまね》を眺めてゐたが、やがて其眼を自分の横顔に移して、此前御入院の時よりもうずつと御顏色が好くなりましたねと、三ヶ月前《まへ》の自分と今の自分を比較した樣な批評をした。

「此前つて、あの時分君も矢張り附添で此處に來てゐたのかい」

「えゝつい御隣でした。しばらく○○さんの所に居りましたが御存じはなかつたかも知れません」

○○さんと云ふと例の變な音をさせた方の東隣である。自分は看護婦を見て、これがあの時夜半《よなか》に呼ばれると、「はい」といふ優しい返事をして起き上つた女かと思ふと、少し驚かずにはゐられなかつた。けれども、其頃自分の神經をあの位刺激した音の原因に就ては別に聞く氣も起らなかつた。で、あゝ左樣《さう》かと云つたなり朱泥の鉢を拭いてゐた。すると女が突然少し改まつた調子で斯《こ》んな事を云つた。

「あの頃貴方の御室《おへや》で時々變な音が致しましたが……」

自分は不意に逆襲を受けた人の様に、看護婦を見た。看護婦は續けて云つた。

「毎朝六時頃になると屹度《きつと》する様に思ひましたが」

「うん、彼《あ》れか」と自分は思ひ出した様につい大きな聲を出した。「あれはね、自働革砥《オートストロツプ》の音だ。毎朝髭を剃《そ》るんでね、安全髮剃を革砥《かはど》へ掛けて磨《と》ぐのだよ。今でも遣《や》つてる。嘘だと思ふなら來て御覽」

看護婦はたゞへえゝと云つた。段々聞いてみると、○○さんと云ふ患者は、ひどく其革砥《かはど》の音を氣にして、あれは何の音だ何の音だと看護婦に質問したのださうである。看護婦が何うも分らないと答へると、隣の人は大分快《だいぶんい》いので朝起きるすぐと、運動をする、其器械の音なんぢやないか羨ましいなと何遍も繰り返したと云ふ話である。

「夫《そり》や好いが御前の方の音は何だい」

「御前の方の音つて？」

「そら能《よ》く大根《だいこ》を卸《おろ》す様な妙な音がしたぢやないか」

「えゝ彼《あ》れですか。あれは胡瓜《きうり》を擦《す》つたんです。患者さんが足が熱《ほて》つて仕方がない、胡瓜《きうり》の汁《つゆ》で冷してくれと仰しやるもんですから私《わたし》が始終擦《す》つて上げました」

「ぢや矢張《やつぱり》大根卸《だいこおろし》の音なんだね」

「えゝ」

「さうか夫《それ》で漸く分つた。――一體○○さんの病氣は何だい」

「直腸癌《ちよくちやうがん》です」

「ぢや到底《とても》六づかしいんだね」

「えゝもう疾《と》うに。此處を退院なさると直《ぢき》でした、御亡《おな》くなりになつたのは」

自分は默然《もくねん》としてわが室《へや》に歸つた。さうして胡瓜《きうり》の音で他《ひと》を焦《じ》らして死んだ男と、革砥《かはど》の音を羨ましがらせて快《よ》くなつた人との相違を心の中で思ひ比べた。

明治四四、七、一九―二〇

※「貫」は昔、金銭を数えるのに用いた。明治以後は十銭をいうのに用いたので十六貫は一円六十銭にあたる。

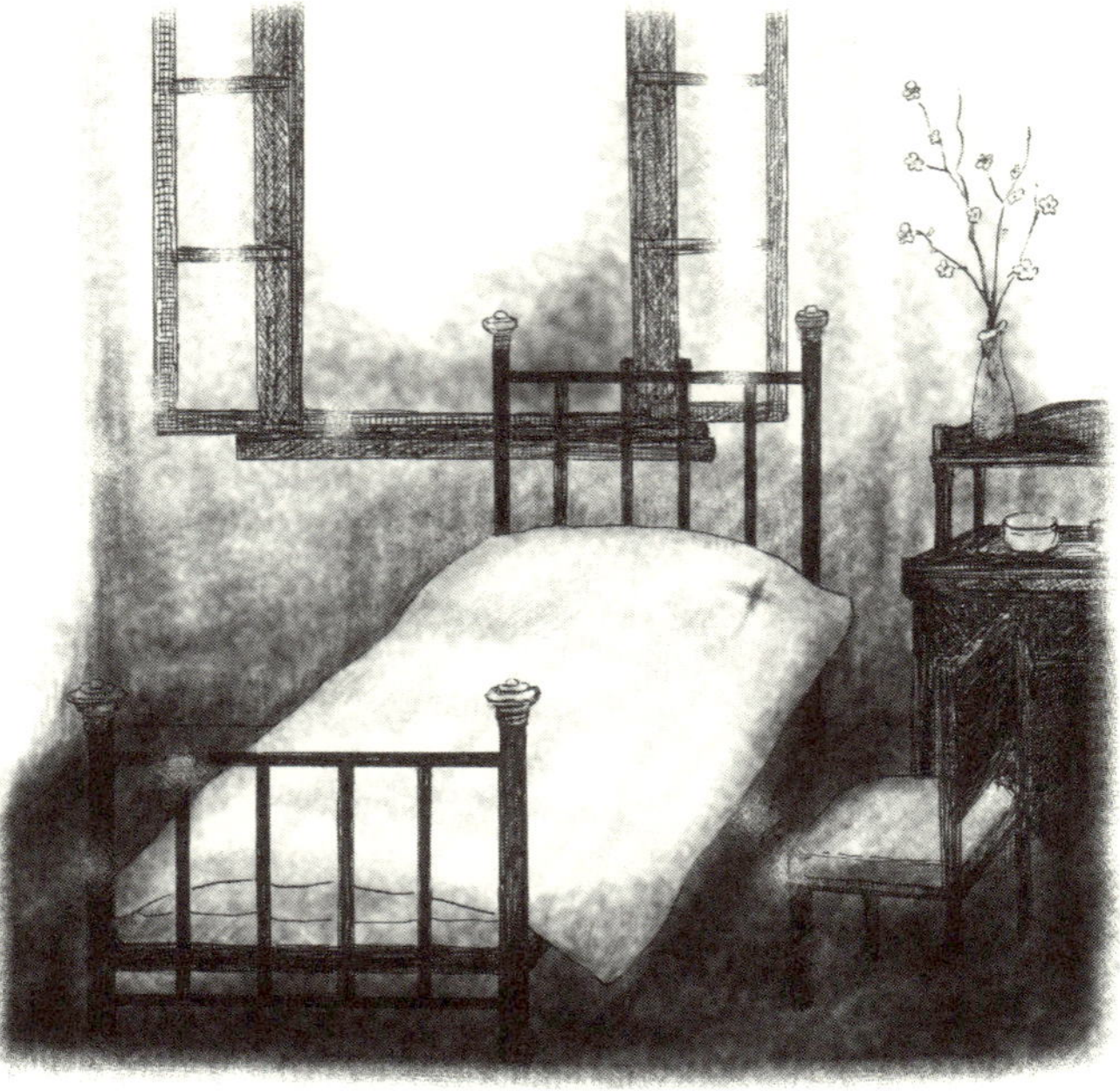

【夏目漱石（一八六七〜一九一六）】作家、英文学者。慶応三年（一八六七）二月九日、江戸牛込馬場下（現在の新宿区喜久井町）に生まれる。本名は夏目金之助。幼少期に里子に出されるなど複雑な家庭環境で育つ。明治十七（一八八四）年、大学予備門（のちに第一高等中学校と改称）に入学。ここで生涯の友人となる正岡子規と出会う。明治二十六（一八九三）年、帝国大学英文科卒。愛媛県松山中学、五高等で英語教師として赴任、その後、文部省から英文学研究のための英国留学を命ぜられ、渡英する。留学中は言葉の壁、差別などを経験し、神経衰弱状態となる。帰国後、一高、東大で教鞭をとる。明治三十八（一九〇五）年、『吾輩は猫である』を発表し、好評を博する。翌年には『坊っちゃん』『草枕』などを発表。明治四十（一九〇七）年、東大を辞し、新聞社に入社し職業作家として創作に専念する。『三四郎』『それから』『行人』『こころ』等、傑作を著した。大正五（一九一六）年四十九歳のとき、『明暗』執筆中に胃潰瘍が悪化し永眠。

第2部

病室から見える在宅ケアの原形

第1章

病室で繰り広げられる看護

——石川啄木と「看護日誌」まで

1　入院患者が見た病院

石川啄木（一八八六〜一九一二）は、二十六歳で亡くなるのですが、その二年前に『時代閉塞の現状』という批評文を書いています。明治四十三（一九一〇）年は、日韓併合、大逆事件と大きな出来事があった年であり、日本が今、完全に閉塞している、どうしようもないところにきているということを見事に論じています。発表は亡くなった後になるのですが、亡くなる前の数年間は病と共にありました。漱石の入院とも重なる時期です。聖路加病院で看護婦養成（一九〇四年）が始まった後でもあり、看護も大きく変わった時代です。そうしたなかで啄木は作品の中にいち早く医師、看護婦という職業を患者の眼差しで三行分けのリズムで見事に表現しています。そうした啄木の作品を取り上げたいと思います。

なお、啄木が入院した東大病院はそもそも医学研究の場というところから始まっている経緯もあり、当時、そうしたところでは、貧しい患者を無料で治療しながら臨床研修の場としていました。こうした患者は「施療患者」といわれますが、啄木も結核にかかり施療患者の一人として入院したのです。漱石と同時期とはいえ、入院事情は大きく異なります。啄木は、明治四十四（一九一一）年二月、東大附属病院青山内科十八号室に施療患者として四十日間入院（腹膜炎とされているが、実際は肺結核）しました。この時期の歌は没後に編まれた第二歌集『悲しき玩具』に収められています。

ドア推《お》してひと足出《あしで》れば、
病人の目にはてもなき
長廊下《らうか》かな。

この作品で私たちは初めて今日の「病院」に近いイメージにふれることになりました。「長廊下」という表現ですが、啄木が入院していた東大病院は、多くの患者を受け入れていて一部屋にたくさんの患者がおり、そのような部屋がずっと並んで続いているような状況です。当時、それほど長い廊下がある建物はめずらしいですから、その長さというものは非常に印象深かったものと思われます。さらに次の歌でも、「その先まで行ったみたい」とその思いを込めています。

はづれまで一度ゆきたしと
思ひゐし
かの病院の長廊下かな。

話しかけて返事のなきに
よく見れば、
泣いてゐたりき、隣の患者《くわんじや》。

夜おそく何処《どこ》やらの室《へや》の騒がしきは

人や死にたらむと、
息をひそむる。

氷嚢の下より
まなこ光らせて、
寝られぬ夜《よる》は人をにくめる。

呼吸《いき》すれば
胸の中にて鳴る音あり
凩《こがらし》よりもさびしきその音！

廻診《くわいしん》の医者の遅《おそ》さよ！
痛みある胸に手をおきて
かたく眼をとづ。

医者の顔色をぢっと見し外《ほか》に
何も見ざりき――
胸の痛み募《つの》る日。

思うこと盗みきかるる如くにて
つと胸を引きぬ――
聴診器より

そんならば生命《いのち》が欲しくないのかと、
医者に言はれて、
だまりし心！（惜しく）

最後の「欲しく」は「惜しく」と両方あります。医師から叱責を受けたのでしょう。病気に対する苛立ちのような心情が垣間見える歌もあります。

かなしくも　病いゆるを願はざる
心我に在り
何の心ぞ

薬のむを忘るるを
それとなく
たのしみに思う長病かな

病気などもう治らなくてもいい、もうどうでもいいというような気持ち、そういう心っていったい何なんだろうと問いかけているのです。

ぢっとして寝ていらっしゃいと
子供にでもいふがごとくに
医者のいふ日かな。

こうした歌をみていくと、啄木は、病院・医師・看護婦を扱った最初の歌人であったと言えます。啄木の病気は肺結核ですが、当時は「死の病気」といわれていました。そうしたことから結核に関わる小説『不如帰《ホトトギス》』(徳富蘆花作)をはじめ、結核から近代文学が始まったといっても過言ではありません。日本独特と言いましょうか、肺結核をつらい病気として描くだけではなく、そこに甘美な物語を仕立てていく作品が流行したほどでした。

ところで、啄木の退院直後の様子を知ることができます。

「病院に行って診察して貰った。エクス光線でも見られた。腹の塗薬はもういらぬさうである。それから熱の薬もやめてみろと医者が言った。ラッセルももう聞えない。たゞX光線で見たところでは、右肺がまだ暗く、且つ肋膜炎《ろくまくえん》を起した部分の膜《まく》がまだ厚いさうである。」

これは、石川啄木の明治四十四（一九一一）年四月十日の日記です。「病院」とは三月十五日に退院したばかりの東京大学附属病院青山内科のことで、退院後はじめての外来診察の日です。ここで啄木が胸部のレントゲン撮影をしたことが記されています。「エクス光線」と呼ばれていたことがわかります。

ちなみにレントゲンがX線を発見したのは一八九五年、一九〇一年には第一回ノーベル物理学賞を受賞しています。日本に医療用レントゲン装置が登場したのは意外に早くて明治三十一（一八九八）年でした。

2 看護婦への関心を歌に

啄木は、看護婦への愛着や関心を歌にしています。

脈《みやく》をとる看護婦の手の
あたたかき日あり
つめたく堅《かた》き日もあり

看護婦の徹夜するまで
わが病《やま》ひ
わるくなれとも、ひそかに願へる

脈をとる手のふるひこそ
かなしけれ――
医者に叱られし若き看護婦！

いつとなく記憶《きおく》に残りぬ――
Fといふ看護婦の手の
つめたさなども

いつもいつも冷たき手よと
脈をとる看護婦の手を
今朝も見つめし

現代の病院とはまったく違う状況です。このときの看護婦はどういう状況であったかというと、明治十八（一八八五）年、共立東京病院の看護婦の教育所があり、ここから看護専門の教育が始められていくわけです。一般化していくのは、桜井女学校付属看護婦養成所や大学の研究病院などで、ベースにあるのは、派出看護婦です。役割そのものを持ちながらプロ意識というものをはっきり自覚して仕事に携わっていました。（「初期の看護婦養成所」五〇頁参照）

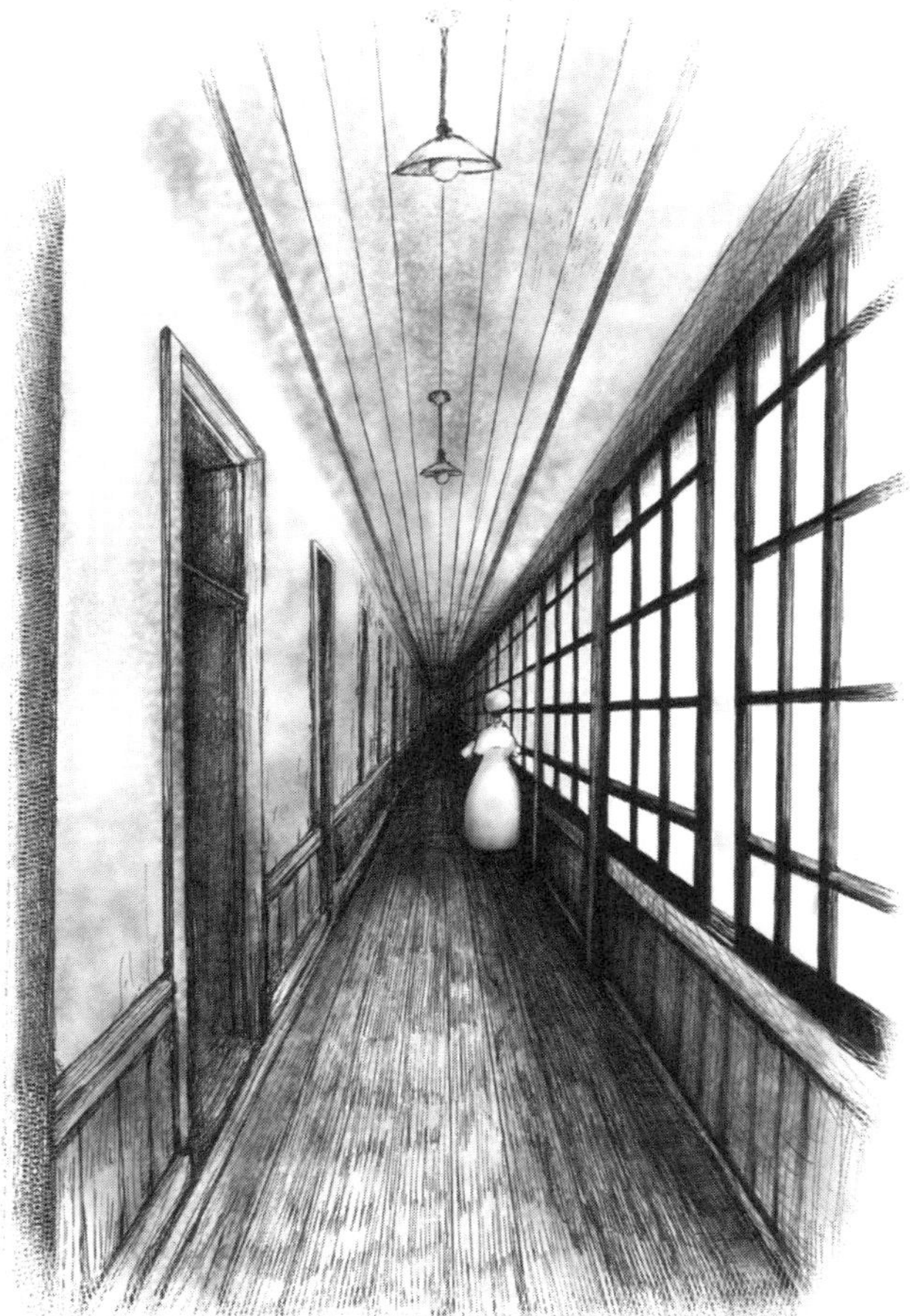

【石川啄木（一八八六〜一九一二）】歌人、詩人。明治十九（一八八六）年、岩手郡日戸《ひのと》村《むら》（現在の盛岡市玉山区日戸）の常光寺に生まれる。父は住職。本名は、石川一《はじめ》。明治二十（一八八七）年、渋民村の宝徳寺に移る。明治三十一（一八九八）年、県立盛岡中学校（現在の盛岡第一高等学校）に入学。明治三十五（一九〇二）年同中学を退学。十一月に上京、与謝野鉄幹を通じて明星派の詩人として創作活動を行う。明治三十六（一九〇三）年二月、病により帰郷。作品が評価される。明治三十八（一九〇五）年、処女詩集「あこがれ」刊行。主な作品に、『一握の砂』『悲しき玩具』（歌集）、『呼子と口笛』（詩集）、『時代閉塞の現状』（評論）などがある。明治四十五（一九一二）年二十六歳のとき、肺結核のため、永眠。

3 残された「看護日誌」

寺田寅彦（一八七八～一九三五）は「天災は忘れた頃にやってくる」という名言でも知られる物理学者であり随筆家で、夏目漱石に師事し『ホトトギス』に俳句等も発表しています。昭和十（一九三五）年、五十八歳のとき、転移性骨腫瘍により亡くなりますが、寺田寅彦と妻との談話に次のような一節があります。

私が風邪をひいて一週間ほど休んだあとよくなって二階の病室へあがってゆきますと、「ほうよくなったか」とたいへん悦んで、おい握手しようと言います。傍には看護婦もいますし、爺さん婆さんが若い者のように、いやですよ。といいました。

寺田寅彦は東大の教授でしたが、大学病院に入院することなく自宅の「二階の病室」で臥していました。自宅の二階の一室を病室として設えたということでしょう。

「病室」といえば、現代は病院の入院のためのベッドのある病棟の一室を指しますが、当時は、「病人が養生している部屋」という意味で使用されています。自宅でも、衝立《ついたて》を部屋の入口に置いて病室と表されています。家の中で病人が落ち着く、一番良い場所が病室とされていました。

寺田寅彦の派出看護婦であった飯田のぶ子の貴重な「看護日誌」が残っています。ここには、十月二十四日から十二月三十一日の臨終までの看護日誌のうち四日分を紹介します。昭和の時代に入っていますが、ここから当時の泊まり込みの看護婦の業務がどのような様子だったか一望することができます。

◆「看護日誌」飯田のぶ子

十月二十四日（木）

温度	六・九　七・一　午後　七・六　七・七
脈搏	六八　七二　七二　七四
呼吸	
薬剤	散薬　全
食餌	朝　パン 一枚、牛乳 二〇〇、茶 二五〇、ブドウ 五ヶ 晝　カユ 一ワン、アスパラガス 四本、梅干 少々、茶 二五〇、メロン 一切 夕　ごはん 半ワン、みそ汁 半ワン、キス（スノモノ）少々、メロン 一切、茶 二五〇
大便	
小便	二五〇、二〇〇、三〇〇、一〇〇、計 八五〇
摘要	昨夜九時頃より御安眠十二時御目覚めの際御寝返りせられ腰髄の疼痛を起さる御安静時はさしたる事なけれど御不快の御様子。一時半グレラン錠御服用後約三時間半位御やすみなさる。 肋間神頸痛は夜分から今朝に時々あり。 御咳は前日に比し少し。 午後より神經痛（三回、夜九時頃一回）割合御氣分宜しく宵より御安眠される。

十二月三日（火）

六・四	一〇〇	二〇
六・八	一〇六	二三
午後		
六・八	一〇八	二〇
午後十一時	一〇八	二三
午後八時半X光線寫眞撮影		

午後一時二十分頓服
吸入施行
午後三時半咳嗽時頓服
午後二時咳嗽時頓服
午後九時四十分咳嗽時頓服
午後十時四十分
下劑 一ヶ半
アダリン 〇・六
十時四十分
ゲキホリン錠 半ヶ

朝 オートミール	一皿
牛乳	一八〇
紅茶	一五〇
卵	一ヶ
梨汁	一〇〇
晝 カユ	半わん
牛乳	三〇〇
鯛酒むし	二口
白みそ汁	一五〇
梨汁	七〇
牛乳	一〇〇
アイスクリーム	一皿
夕 カユ	半わん
スープ	一〇〇
梨汁	一〇〇
牛乳	四五〇
ウヅラ玉子	二ヶ

大便　硬便少量

小便　三五〇　二〇〇　九五〇　(2)　二〇〇　三〇〇　二五〇　一五〇　三〇〇　三〇〇　二〇〇　計　二七〇〇

朝方まで別に御變りなし。晝間痰咯出悪きため度々輕き咳嗽あり。午後二時頓服攝取後御良好にならる。時々右膝關節及び大腿部に鈍痛なさるのみにて別に御變りなし。X光線寫眞後相當の御疲労あるのみにて別段のお痛みもなし。

十二月三十日（月）

前六時	八・〇	一二〇	四二
九時	八・〇	一二三	四二
正午	八・〇	一二〇	四四
後三時	八・二	一二三	四三
六時	八・二	一二四	四四
九時	八・二	一二八	四六

食後處方變更

朝	茶	五〇
	オートミール	1/3皿
	紅茶	一〇〇
	牛乳	一〇〇
	卵黄	一ヶ
晝	カユ	七匙
	アスパラ	一本
	豆腐	三切
	牛乳	一五〇
	いちご	二ヶ
	紅茶	五〇
夕	カユ	二匙
	カレヒ煮付	一口
	茶	五〇
	オレンヂエード	一〇〇
	うづら玉子	三ヶ

大便	
小便	一五〇、失禁一回、二〇〇、一五〇

呼吸強弱遅速の不整にて困難なり。両手を動かし譫言を發せらるも始終ウツ眠せらる。割合御静かなるも御容態良好ならず。晝間幾らかおちついてゐらつしやる御様子なれど御容態良からず。

十二月三十一日（火）

前六時半 八・二	一二八	四八
前八時半 八・七	一三二	五〇
前十一時半 七・六	一二〇	四八
後零時十分	六〇	六〇
御永眠後體溫 八・〇		

午前十時十分
強心劑注射
吸入施行

牛乳 二〇
オレンヂエード 一〇

大便		小便	二〇〇 失禁二回

明方より痰切れず呼吸促迫し胸部苦悶し始め午前五時半頃より呼吸淺薄となり苦悶甚しく顔面焦衰し鼻先尖り鼻翼呼吸を始め容態刻々に悪化し四肢口唇にチヤノーゼ（輕き）を呈し十一時半頃より體溫下降し手足を動かさず言語を發せず昏睡に陥り、脈膊不整微弱になり數も少なくなりて午後〇時二十八分側近者の御手厚き御看護も其甲斐なく御寝みなさるが如く御永眠遊ばさる。

（小林勇編『回想の寺田寅彦』昭和十二年）

看護婦としての職務といえば、まず、体温、脈伯、呼吸を測り、薬、そして食餌《しょくじ》です。食餌とは食事療法のことです。

食事療法にしてはずいぶんと豪華なものがあり、銀座千疋屋のメロンなどを取り寄せたりしています。

飯田のぶ子は最後の記録に以下のように書いて職務を全うしたのです。

明け方より痰きれず、呼吸促迫し、胸部苦悶し始め、午前五時半頃より呼吸浅薄となり、苦悶甚だしく、顔面憔衰し、鼻先尖り、鼻翼呼吸を始め、容態刻々に悪化し、四肢口唇にチアノーゼを呈し、十一時半頃より体温下降し、手足を動かさず、言語を発せず、昏睡の陥り、脈拍不整微弱になり数も少なくなりて、午後○時二十八分側近者の御手厚き御看護もその甲斐なく、お寝みなさる如くご永眠遊ばさる。

こうして看取るまで、派出看護婦がいかにプロの技量をもち節度のある対応ができたか、参考になる記録です。

現在のわれわれが病院で亡くなることと、自宅で亡くなるということには大きなかい離がありますが、患者と家族に寄りそう在宅ケア、訪問看護の原形としていまなお模範となる看護日誌といえます。

さらに、以下のような文章を残しています。

旦那様は私の申し上げることは、看護婦の言うこととしてお聞きくださいました。暫くたってからのことですが、旦那様が私になかなかよくしてくれた、今度病気がなおったら病気中のことを書いてみるが、そのことを書きますよ。今までは看護婦は他人だし職業的にやるのだろうから、どうせよくしてくれないものときめていたが、今度そうでないことがわかった。

看護婦としての仕事をしながら、その日々で徐々に寺田寅彦の信頼を得ていく、そういう関わりかたが記録の中にも見えてきます。漱石の看護婦への観察眼とあわせて、貴重なものといえます。

コラム

延命治療を拒んだ森鷗外

森鷗外（一八六二～一九二二）は、漱石とともに近代の代表的な作家です。軍医であり作家であり、安楽死を取り扱った『高瀬舟』など数多くの作品があります。鷗外は萎縮腎という病気で亡くなったことになっているのですが、実際にあとのデータをみると結核だったともいわれています。

鷗外は相当な医者嫌いでした。そのため、最後の治療も断ります。「今、治療を受けてもそのことによる問題が増えてかえって厄介であり、それよりも自分のやり残したことをしていくことを選びたい」といった文書を遺し、毅然として今でいうQOL――延命を拒み、人生の質の道を選びました。以下、医師賀古鶴所に口述筆記よる博物館退職の弁明理由（原文はカタカナ、句読点なし）です。

《今、これを医者にみせる。胸も腎も健全だとはいはぬことは明白である。これまで何者かがあったのが一変して、はっきり何何がどの程度のあるとなる。仮に医者はえらいとする。間違いはないとする。そこで僕の精神状態がよくなるかわるくなるか。僕は無修養ではない。生死の問題も多少考えている。又全然無経験でもない。死を決したこともある。しかし内部のきたならしいものとソノ作用のすすむ速度とを知ったら、これを知らぬと同じように平気ではいられまい。すなわち精神状態のわるくなることは明らかである。そんならこれを知って用心する廉々でもあるか。女、酒、たばこ、宴会皆絶対にやめている。この上は役を退くことより外ない。しかしこれは僕の目下やっている最大著述に連携している。これをやめて一年長く呼吸していると、やめずに一年早くこの世をおいとま申すと、どっちがいいか考え物である。また、僕の命が著述気分をすてて延びるかどうか疑問である。ここに、どんな名医にも診てもらわないと云結論が生ずる。》

鷗外の娘の『晩年の父』（小堀杏奴）にも、「父は萎縮腎になって、宴会はことわったが、母がどんなに頼んでも役所だけは止めてくれなかった。…病んでも何もしないことを父は一番厭がっていた」「父は病気になっても医者に診せる事を厭がった。一つは当時の医学というものの程度を知り抜いていた」とあります。

第2章

看取り・見送る風景

——斎藤茂吉『死にたまふ母』

斎藤茂吉の第一歌集『赤光《しゃっこう》』（一九一三年）の代表作として知られる「死にたまふ母」の全五十九首。母の危篤の知らせに始まり、看取り、葬送へと、日本人ならではの臨死《いのち》への深いまなざしが新しい連作・物語の形式で抒情的に描かれています。

◆危篤の知らせ（其の一　十一首）

ひろき葉は樹にひるがへり光りつつかくろひにつつしづ心なけれ
白ふぢの垂花《たりはな》ちればしみじみと今はその実の見えそめしかも
みちのくの母のいのちを一目見ん一目みんとぞいそぐなりけれ
うち日さす都の夜に灯《ひ》はともりあかかりければいそぐなりけり
ははが目を一目を見んと急ぎたるわが額《ぬか》のへに汗いでにけり
灯《ともし》あかき都をいでてゆく姿かりそめ旅とひと見るらんか

たまゆらに眠りしかなや走りたる汽車ぬちにして眠りしかなや
吾妻《あづま》やまに雪かがやけばみちのくの我が母の国に汽車入りにけり
朝さむみ桑の木の葉に霜ふれど母にちかづく汽車走るなり
沼の上にかぎろふ青き光よりわれの愁《うれえ》の來むと云《い》ふかや
上《かみ》の山《やま》の停車場に下り若《わか》くしていまは鰥夫《やもを》のおとうと見たり

生母いくの危篤の知らせを聞いて夜行列車で郷里に向かう心情が伝えられています。「朝さむみ桑の木の葉に霜ふれど母にちかづく汽車走るなり」とは、雪どけの五月は養蚕農家にとって桑の木の葉に霜がふればいのちとりになります。その仕事を生涯つづけた母への思いを重ねています。

◆看取り・臨終のとき（其の二　十四首）

はるばると薬をもちて來《こ》しわれを目守《まも》りたまへりわれは子なれば

寄り添へる吾を目守《まも》りて言ひたまふ何かいひたまふわれは子なれば

長押《なげし》なる丹《に》ぬりの槍に塵は見ゆ母の辺《べ》の我が朝目には見ゆ

山いづる太陽光《たいやうくわう》を拝みたりをだまきの花咲きつづきたり

死に近き母に添寝のしんしんと遠田《とおた》のかはづ天《てん》に聞《きこ》ゆる

桑の香の青くただよふ朝明《あさあけ》に堪へがたければ母呼びにけり

死に近き母が目に寄りをだまきの花咲きたりといひにけるかな

春なればひかり流れてうらがなし今は野《ぬ》のべに蟆子《ぶと》も生《あ》れしか

死に近き母が額《ひたひ》を撫《さす》りつつ涙ながれて居たりけるかな

母が目をしまし離《か》れ来て目守《まも》りたりあな悲しもよ蚕《かふこ》のねむり

我が母よ死にたまひゆく我が母よ我《わ》を生《う》まし乳《ち》足《た》らひし母よ
のど赤き玄鳥《つばくらめ》ふたつ屋梁《はり》にゐて足乳《たらち》ねの母は死にたまふなり
いのちある人あつまりて我が母のいのち死《し》行《ゆ》くを見たり死ゆくを
ひとり来て蚕《かふこ》のへやに立ちたれば我が寂しさは極まりにけり

冒頭の二首の末尾に「われは子なれば」が続いています。「はるばると薬をもちて来しわれを目守りたまへりわれは子なれば」では、十代で養子となって生家をはなれ、いま東京で精神科医ならではのシーンになっています。母の危篤に「薬をもってきたよ」と伝えています。二首目はそれに応えるように、母は私を「目守り」何かを伝えようとしている、「われは母の子なれば」と。

そして、添寝の情景からはじまる「死に近き母」一連の看取りの光景は映えていきます。

◆葬道・野辺送り（其の三　十四首）

楢《なら》若葉照りひるがへるうつつなに山蚕《やまこ》は青く生《あ》れぬ山蚕は

日のひかり斑《はだ》らに漏りてうら悲し山蚕は未だ小さかりけり

葬《はふ》り道すかんぽの華ほほけつつ葬り道べに散りにけらずや

おきな草口あかく咲く野の道に光ながれて我ら行きつも

わが母を焼かねばならぬ火を持てり天つ空には見るものもなし

星のゐる夜ぞらのもとに赤赤とははそはの母は燃えゆきにけり

さ夜ふかく母を葬《はふ》りの火を見ればただ赤くもぞ燃えにけるかも

はふり火を守《も》りこよひは更けにけり今夜《こよひ》の天のいつくしきかも

火を守りてさ夜ふけぬれば弟は現身《うつしみ》のうた歌ふかなしく

ひた心目守《まも》らんものかほの赤くのぼるけむりのその煙はや

灰のなかに母をひろへり朝日子《あさひこ》ののぼるがなかに母をひろへり
蕗の葉に丁寧に集めし骨くづもみな骨瓶《こつがめ》に入れ仕舞ひけり
うらうらと天《てん》に雲雀は啼きのぼり雪斑《はだ》らなる山に雲ゐず
どくだみも薊《あざみ》の花も焼けゐたり人葬所《ひとはふりど》の天《あめ》明けぬれば

ここではこの季節を象徴する「山蚕《やまこ》」、つまり茂吉が幼少の頃、母の働いていた繭をつくる季節と葬儀が重ねられています。

「葬り道」いわゆる遺骸が火葬場にむかう野辺送り、「わが母を焼かねばならぬ火を持てり」。そして朝日のなかで灰の中の母のお骨をひろう情景です。

◆弔歌と喪（其の四　二十首）

かぎろひの春なりければ木の芽みな吹き出《いづ》る山べ行きゆくわれよ

ほのかにも通草《あけび》の花の散りぬれば山鳩のこゑ現《うつつ》なるかな

山かげに雉子が喘きたり山かげの酸《す》つぱき湯こそかなしかりけれ

酸《さん》の湯に身はすつぽりと浸りゐて空にかがやく光を見たり

ふるさとのわぎへの里にかへり来て白ふぢの花ひでて食ひけり

山かげに消《け》のこる雪のかなしさに笹かき分けて急ぐなりけり

笹はらをただかき分けて行きゆけど母を尋ねんわれならなくに

火の山の麓にいづる酸《さん》の温泉《ゆ》に一夜ひたりてかなしみにけり

ほのかなる花の散りにし山のべを霞ながれて行きにけるはも

はるけくも峡《はざま》のやまに燃ゆる火のくれなゐと我《あ》が母と悲しき

山腹に燃ゆる火なれば赤赤とけむりはうごくかなしかれども
たらの芽を摘みつつ行けり寂しさはわれよりほかのものとかはしる
寂しさに堪へて分け入る我が目には黒ぐろと通草の花ちりにけり
見はるかす山腹なだり咲きてゐる辛夷《こぶし》の花はほのかなるかも
蔵王山《ざわうさん》に斑《はだ》ら雪かもかがやくと夕さりくれば岨《そば》ゆきにけり
しみじみと雨降りゐたり山のべの土赤くしてあはれなるかも
遠天《をんてん》を流らふ雲にたまきはる命は無しと云へばかなしき
やま峡《かひ》に日はとっぷりと暮れたれば今は湯の香《か》の深かりしかも
湯どころに二夜《ふたよ》ねぶりて蓴菜《じゅんさい》を食へばさらさらに悲しみにけれ
山ゆゑに笹竹の子を食ひにけりははそはの母よははそはの母よ

母をぶじに看取り、見送りしての日々を郷里の蔵王の温泉に身を癒しながら、なお母をしのぶ日々が詠まれています。ことに母への思い入れは「ははそはの母」

のくり返しに象徴されるでしょう。「乳たらひし母」「足乳ねの母」などのように母にかかる枕詞と重なるものです。

これら五十九首から母の臨死（危篤—臨終—葬送）そして喪・癒しへと情景を継いでみると次の八首の流れに落ち着くように思います。

みちのくの母のいのちを一目見ん一目みんとぞいそぐなりけれ

吾妻やまに雪かがやけばみちのくの我が母の国に汽車入りにけり

⇦

死に近き母に添寝のしんしんと遠田のかはづ天に聞ゆる

いのちある人あつまりて我が母のいのち死行くを見たり死ゆくを

⇦

葬り道すかんぽの華ほほけつつ葬り道べに散りにけらずや

星のゐる夜ぞらのもとに赤赤ははそはの母は燃えゆきにけり

⇦
灰のなかに母をひろへり朝日子ののぼるがなかに母をひろへり
山ゆゑに笹竹の子を食ひにけりははそはの母よははそはの母よ

この一連の流れの中では、看取りの情景の中にみられる「死に近き母に添寝する姿と重ねて「看取り」とは「いのちある人」が集まって「いのち死にゆく人」の姿をしっかり見届けることだということです。今日、在宅死から病院死になり、更に自宅葬から斎場葬へと変化しているなかでは、ハッとさせる「いのちの歌」におもわれます。

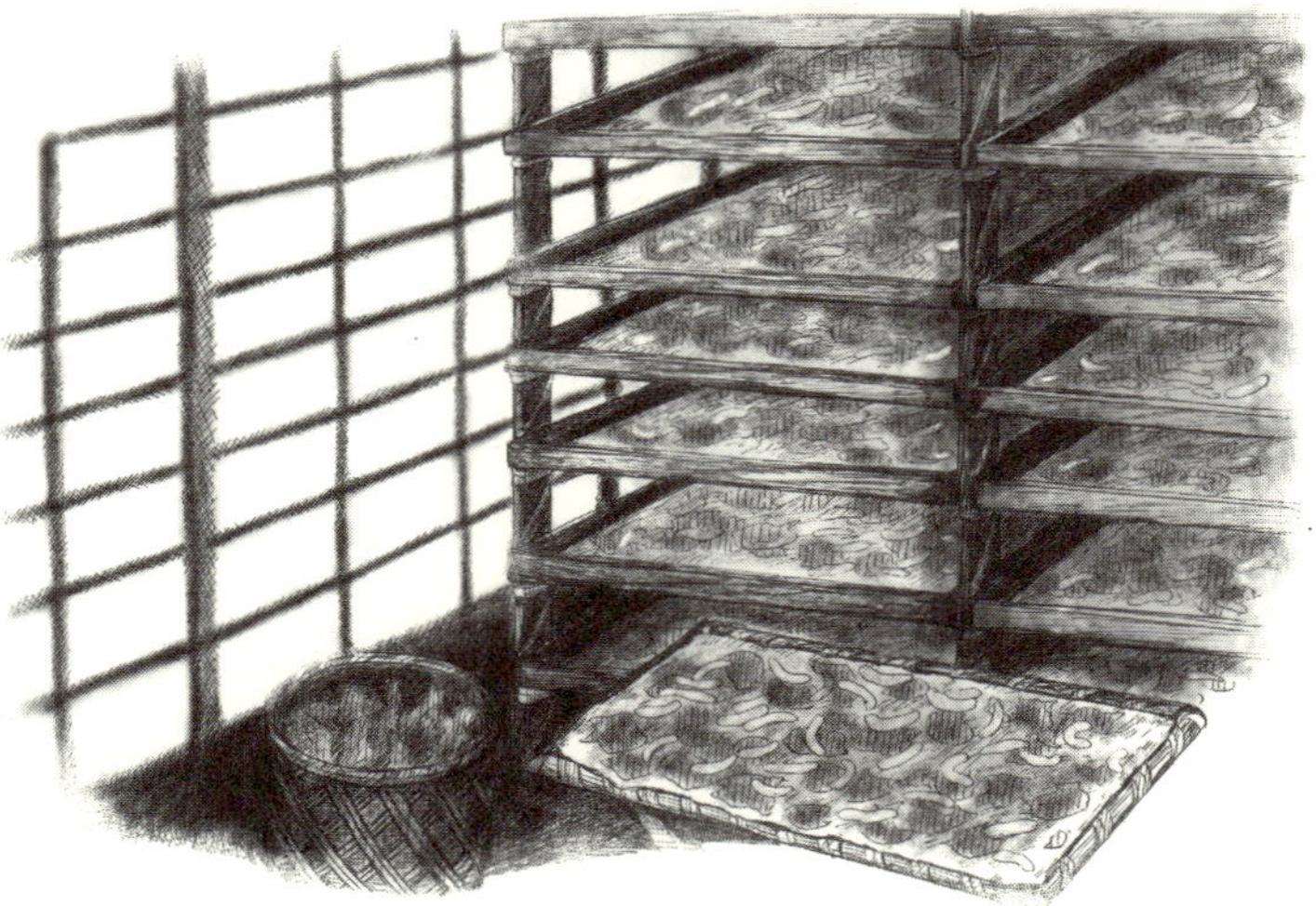

【斎藤茂吉（一八八二～一九五三）】歌人、精神科医。明治十五（一八八二）年五月十四日（戸籍七月二十七日）、山形県南村山郡金瓶村《かなかめ》（現在の上山《かみのやま》市金瓶）の守谷伝右衛門の三男として生まれる。明治二十九（一八九六）年、東京浅草で浅草医院・斎藤家の養子となる。正岡子規の影響を受け、伊藤左千夫に師事、作歌活動を行う。『アララギ』を編集。明治四十三（一九一〇）年、東京帝国大学医科卒業。長崎医学専門学校教授としてドイツなどに留学。のち青山脳病院院長。作歌一万七〇〇〇余。処女歌集『赤光《しゃっこう》』（全八三四首、二十四～三十二歳）の表題は「仏説阿弥陀経」の極楽国土の描写の一部（…黄色横光赤色赤光白色白光…）から。文化勲章受賞。主な歌集に『あらたま』、『暁紅』、『小園』、『白き山』などのほか、評論『柿本人麻呂』がある。昭和二十八（一九五三）年、七十歳のとき、新宿大京町の自宅で心臓ぜんそくにより永眠。

特記　賢治の祈りと誓い

本書のテーマ・趣旨にそって、二つの作品を紹介します。

一つは「北守将軍と三人兄弟の医者」の冒頭の一節です。注目してほしいのは三人の兄弟が、ヒトの医者だけでなく、動物の医者、そして、植物医として首都ラユーのすべてのいのちを支えているということです。

二つは賢治といえば「雨ニモマケズ」。昭和六年度の手帳に記されていました。病床で自戒をこめた祈りを、あたかも〝至急《ウナ》電報《でん》〟として届けたかったのだと思います。この手帳は死後に発見されました。

三人兄弟の医者

宮沢賢治

むかしラユーといふ首都に、兄弟三人の医者がゐた。いちばん上のリンパーは、普通の医者だつた。その弟のリンプーは、馬や羊の医者だつた。いちばん末のリンポーは、草だの木だのの医者だつた。そして兄弟三人は、町のいちばん南にあたる、黄いろな崖《がけ》のとつぱなへ、青い瓦《わはら》の病院を、三つならべて建ててゐて、てんでに白や朱の旗を、風にぱたぱた云《い》はせてゐた。

坂のふもとで見てゐると、漆《うるし》にかぶれた坊さんや、少しびつこをひく馬や、萎《しを》れかかつた牡《ぼ》丹《たん》の鉢《はち》を、車につけて引く園丁や、いんこを入れた鳥籠《とりかご》や、次から次とのぼつて行つて、さて坂上に行き着くと、病気の人は、左のリンパー先生へ、馬や羊や鳥類は、中のリンプー先生へ、草木をもつた人たちは、右のリンポー先生へ、三つにわかれてはひるのだつた。

（「北守将軍と三人兄弟の医者」の冒頭）

「雨ニモマケズ」（冒頭）

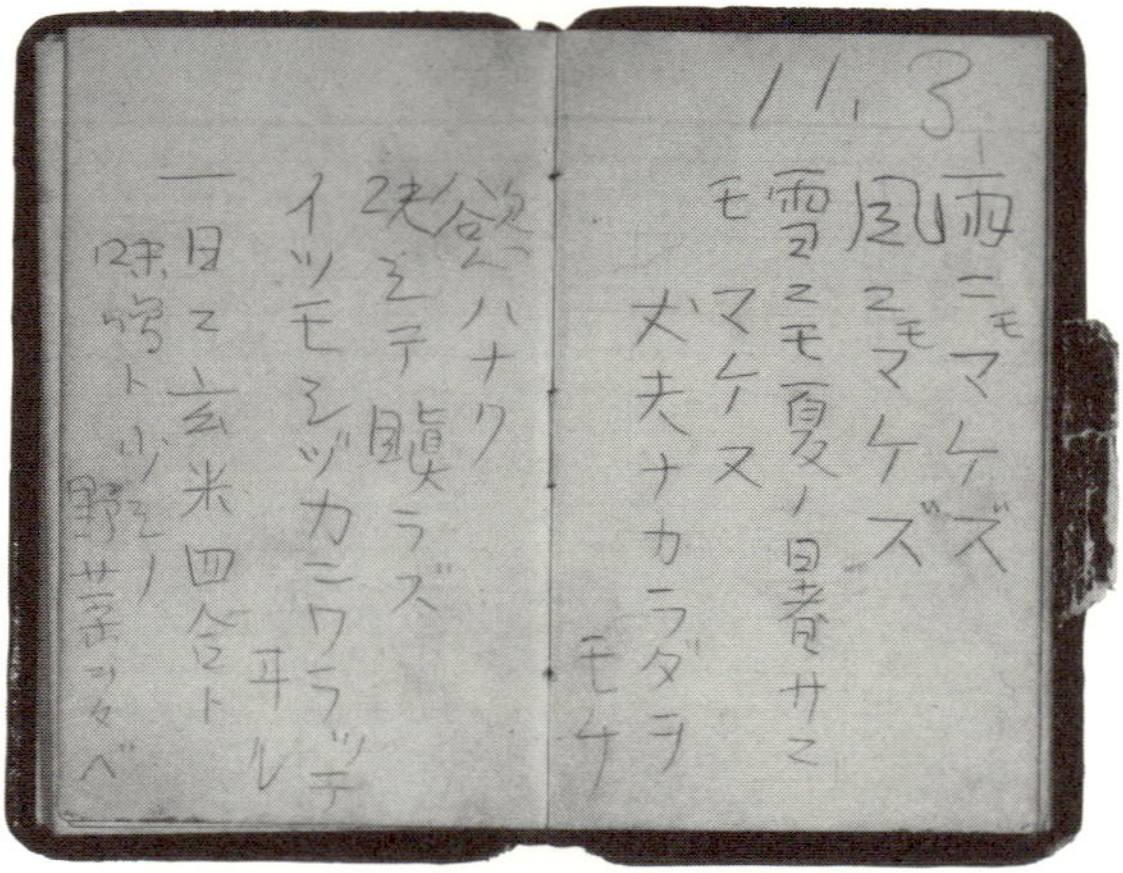

資料提供　林風舎

年表

和暦	西暦	できごと
慶応三	一八六七	夏目漱石、正岡子規、生まれる
明治元	一八六八	明治改元の詔が発せられる。これより天皇一代に元号を一つとする一世一元制となる
明治二	一八六九	首都を東京へ移す
明治四	一八七一	官制改革と太政官職制 岩倉視使節団、出発 廃藩置県
明治五	一八七二	学制公布 福沢諭吉『学問のすすめ』刊行
明治六	一八七三	徴兵令 岩倉使節団が帰国 地租改正条例 征韓論争に敗れた西郷隆盛・板垣退助らが政府を去る（明治六年の政変）
明治七	一八七四	「医制」発布
明治八	一八七五	樺太・千島交換条約締結
明治九	一八七六	廃刀令 日朝修好条規調印
明治十	一八七七	西南戦争（2月～9月） 佐野常民、博愛社（日本赤十字社の前身）創立
明治十一	一八七八	寺田寅彦、生まれる
明治十二	一八七九	沖縄県の設置
明治十五	一八八二	斎藤茂吉、生まれる 伊藤博文、憲法調査のため、ヨーロッパへ向かう
明治十八	一八八五	太政官制が廃止、内閣制度が制定 初代首相、伊藤博文 有志共立東京病院看護婦教育所（後の慈恵看護専門学校）発足
明治十九	一八八六	石川啄木、生まれる。 京都看護婦学校発足、桜井女学校付属看護婦養成所発足
明治二十一	一八八八	帝国大学医科大学看病法練習科

明治二十二	一八八九	「大日本帝国憲法」交付
明治二十三	一八九〇	第一回衆議院議員総選挙 森鴎外「舞姫」を発表 日本赤十字社看護婦養成所
明治二十七	一八九四	日英通商航海条約調印 日本、清国に宣戦布告。日清戦争勃発 北里柴三郎、ペスト菌発見
明治二十八	一八九五	日清講和条約（下関条約）調印
明治二十九	一八九六	宮沢賢治、生まれる
明治三十	一八九七	俳句雑誌『ほとゝぎす』（『ホトトギス』）創刊
明治三十一	一八九八	第一次大隈内閣成立
明治三十三	一九〇〇	東京府「看護婦規則」発令。第一回看護婦試験が実施される
明治三十四	一九〇一	義和団事変最終議定書締結
明治三十五	一九〇二	第一回　日英同盟協約調印 正岡子規「病牀六尺」が『日本』に連載開始 正岡子規、永眠
明治三十七	一九〇四	日本、ロシアに宣戦布告。日露戦争勃発 夏目漱石「吾輩は猫である」が『ホトトギス』に連載開始 聖路加病院で看護婦養成が始まる
明治三十八	一九〇五	日露講和条約（ポーツマス条約）調印 石川啄木『あこがれ』刊行 寺田寅彦「団栗」、「竜舌蘭」が『ホトトギス』に掲載
明治四十三	一九一〇	大逆事件検挙始まる 韓国併合に関する条約調印 石川啄木『一握の砂』刊行 夏目漱石「修善寺の大患」（八月）
大正元年	一九一二	石川啄木、永眠
大正二年	一九一三	斎藤茂吉『赤光』刊行
大正五年	一九一六	夏目漱石、永眠

引用・参考文献

引用した作品等

○正岡子規『病牀六尺』『仰臥漫録』『墨汁一滴』『子規句集』（高浜虚子編）『子規居士の周囲』（柴田宵曲）以上、岩波文庫
○夏目漱石『思い出す事など』『行人』『漱石日記』（平岡敏夫編）『漱石・子規往復書簡集』（和田茂樹編）以上、岩波文庫
○石川啄木『啄木歌集』（久保田正文編）『啄木詩集』（大岡信編）以上、岩波文庫
○斎藤茂吉「死にたまふ母」（『赤光』初版）岩波文庫
○小林勇編『回想の寺田寅彦』岩波書店
○宮沢賢治「北守将軍と三人兄弟の医者」『童話集銀河鉄道の夜』（谷川徹三編）岩波文庫
○岩手県立図書館ホームページ「郷土関係資料」

参考にした文献資料等

『近代日本看護史』Ⅰ〜Ⅳ　亀山美知子（ドメス出版）
『看護のあゆみ100年』諏訪赤十字病院看護専門学校同窓会（一九九七年）
『家で病気を治した時代』小泉和子編（農文協）
『日本病院史』福永肇（ピラールプレス）
『明治医事往来』（講談社学術文庫）『臨死のまなざし』立川昭二（新潮文庫）
※新潮日本文学アルバム（正岡子規・夏目漱石・石川啄木・宮沢賢治・斎藤茂吉・森鷗外）

文豪の軌跡を辿る記念館等一覧

●松山市立子規記念博物館
愛媛県松山市道後公園一－三〇
☎〇八九－九三一－五五六六

●子規庵
東京都台東区根岸二－五－一一
☎〇三－三八七六－八二一八

●新宿区立漱石山房記念館
東京都新宿区早稲田南町七
☎〇三－三二〇五－〇二〇九

●文京区立森鷗外記念館
東京都文京区千駄木一－二三－四
☎〇三－三八二四－五五一一

●石川啄木記念館
岩手県盛岡市渋民字渋民九
☎〇一九－六八三－二三一五

●公益財団法人斎藤茂吉記念館
山形県上山市北町字弁天一四二一
☎〇二三－六七二－七二二七

●宮沢賢治記念館
岩手県花巻市矢沢一地割一番地三六
☎〇一九八－三一－二三一九

●博物館明治村
愛知県犬山市字内山一
☎〇五六八－六七－〇三一四

おわりに——いのちに寄りそう道標をさがして

明治・大正・昭和・平成期を経て二〇一八年は明治一五〇年にあたります。

この間、平均寿命は男女とも八十歳を超え、百歳以上の長寿者は六万人を超えています。明治三十三（一九〇〇）年は男女とも四十四歳、昭和三十（一九五五）年は男・六十三歳、女・六十八歳、そして平成三十（二〇一八）年は男・八十一歳、女・八十七歳（資料・厚生統計協会）。生涯余命の平均は四十歳から八十歳と二倍に、一口でいえば「人生四十」から「人生八十」になったのです。

それだけに今日の医療は、病の治癒や健康だけを対象にしているわけではありません。脳死・臓器移植医療から生殖医療、再生医療等の分野まで、生命操作が自在になって生と死の境界を押しひろげるまでになってきました。

その一方、高齢者人口の増大にともなう医療の高度化、病院化システムによって、臨床の場では看護という職種が多様化、高度化・専門分化が進んでいます。

日本看護協会では「認定看護師」（救急看護、認知症看護、乳がん看護など二十一分野）や「専門看護師」（がん看護、家族支援、在宅看護など十三分野）を奨励するなど、長寿・医療社会に欠かせない役割を看護師は担っています。

そんな現代にあって〝明治〟から届いた看護の姿はどう映るのでしょうか。正岡子規は三十五歳、石川啄木は二十六歳、夏目漱石は四十九歳という生涯でしたが、病の渦中から発信された〝看護婦〟へのメッセージは貴重なものにおもいます。

たとえば、わが国では早い時期にレントゲン体験をした一人の石川啄木は、これも導入されて間もない聴診器診療にふれて、「思うこと盗みきかるる如くにてつと胸を引きぬ―　聴診器より」と不安がる一方で、「看護婦が徹夜するまでわが病い　わるくなれとも密かに願える」と、入院中に看護婦への甘美なおもいを歌にしています。

正岡子規は「看護婦として病院で修業することは医師の助手の如きもので病気の介抱とは違う」と病床から異議申し立てをして「病人を介抱するというのは病

人を慰めること」だと訴えていました。

夏目漱石は、「看護婦が五〇グラムの粥をコップの中に入れて、それを鯛味噌を混ぜ合わして、一匙ずつ自分の口に運んでくれた。余は雀の子か烏の子のような心持ちがした」とよろこび、その際の看護婦の好意は「心臓の真ん中に保存したいほどの尊い感情」だったと記しています。

これらは今日の専門性と技術向上に向かう医療・看護からは置き去りにされ無視されることばかもしれませんが、求められていたのは、「(わたしの)いのちの物語に寄りそってほしい」という思いです。ここで、いのちの物語とは「生・老・病・死」といういのちのできごと。生はいのち、老いもいのち、病もいのち、死もいのちです。そんないのちの物語に手をさしのべ寄りそうことが「看護の本流」ではないか。そう問いかけているようにおもいます。

補足していえば、看護という概念は抱擁・介抱、看病・介護、看取りをとりこんだ温かい「いのちことば」なのだということです。その引き出しの一つとして、派出看護婦の「看護日誌」(飯田のぶ子)は貴重な記録といえます。

さて、本書は私が主宰している「いのちを考える、いのちから考えるセミナー」(東京・神奈川、長野、福岡等)のうち、諏訪ゼミのレジュメ、テキスト資料「在宅ケアの原風景─看病・看護という力」(諏訪ゼミ一一二回、二〇一二・四・七)と「臨死(危篤・臨終・葬送・喪)への眼差し」(一二七回、二〇一五・十・三十一)をベースに編んだものです。

ちなみに諏訪ゼミは諏訪赤十字病院(長野県諏訪市)の「入院あんない」を制作した看護部の自主ゼミとして一九九六年から続いています。看護師や看護教員、周辺地区の介護職の参加者も含め、毎回十人前後。年に四〜五回、レジュメ・資料を準備して三時間(毎回録音・録画)の勉強会です。

これまで講演、対談・座談、往復書簡等の著書はありましたが、本書のようなセミナー資料や引用テキストの編集といった形式はなかったのです。

本シリーズ編集者の志村真奈美さんは、予めネットで福岡セミナーの案内メッセージをご覧になってからの依頼でした。そのためシリーズに相応した形式とセミナーのレジュメ資料をどう重ねるか、どう編むかという一点にしぼって、志村さんとは脱線しながらたのしい会話ができました。そのため、本書では極力批評的なことばを避けて、明治の文人の肉声が一五〇年のタイムトンネルをくぐり抜けてぶじに届けられたら、そんな願いだけがありました。

ところで、日本医療企画では、二十年近く前になりますが、月刊誌『ばんぶう』の当時の編集長藤久一夫さんから「ホスピス考—死への模索と医療の行方」の連載（二〇〇〇年四月号〜二〇〇二年六月号）の機会をいただき、同年十月には表題を『ホスピスという力』として刊行していただきました。さらに『病院化社会をいきる』（雲母書房）のベースとなった時評的コラム「医療の位相学」（『ばんぶう』二〇〇三年八月号〜二〇〇六年三月号）とお世話になりました。

今回は十年ぶりに愉しい企画に参加させていただきました。志村さんにお礼を申し上げます。さいごに、書中の『宮沢賢治の祈り』は看護の国に届かせたいわたしからの伝言です。

二〇一八年八月十二日

米沢　慧

●編者
米沢　慧（よねざわ・けい）

1942年、島根県奥出雲町出身。早稲田大学教育学部卒。評論家。ＦＴ（ファミリー・トライアングル）ケアネット代表。看護・医療、いのちを考えるセミナー・ワークショップを東京、神奈川、長野、福岡等で主宰。著書に『「還りのいのち」を支える』（主婦の友社）、『「幸せに死ぬ」ということ』（洋泉社）、『ホスピスという力』（日本医療企画）、『病院化社会をいきる』（雲母書房）、『自然死への道』（朝日新書）。共著に『ホスピス宣言』（山崎章郎、春秋社）、『往復書簡・いのちのレッスン』（内藤いづみ、雲母書房）、『さいごまで「自分らしく」あるために』（山崎章郎・二ノ坂保喜・米沢慧、春秋社）など多数。

「米沢慧のブログ　いのちことばのレッスン」http://yoneyom.blogspot.jp/

イラスト　大伴好海
装　　丁　櫻井ミチ
本文デザイン・DTP　株式会社サンビジネス

看護師のしごととくらしを豊かにする⑥
看護師のための明治文学
漱石の時代の介抱・看病・看護

2018年10月11日　第1版第1刷発行

編　者　米沢 慧
発行者　林　諄
発行所　株式会社日本医療企画
〒101-0033　東京都千代田区神田岩本町4-14
神田平成ビル
TEL03-3256-2861（代）
FAX03-3256-2865
http://www.jmp.co.jp
印刷所　大日本印刷株式会社

ISBN978-4-86439-721-6 C3030
定価はカバーに表示しています。